おいしく食べておだいじに!

歯科治療中の やさしいごはん

［著］
柏井伸子
Nobuko Kashiwai

小城明子
Akiko Kojo

クインテッセンス出版株式会社　2013

Tokyo, Berlin, Chicago, London, Paris, Barcelona, Istanbul, Milano, São Paulo, Moscow, Prague, Warsaw, Delhi, Bucharest, and Singapore

はじめに

　みなさんは、人が歯を失う原因はなんだと思われますか？　平成23年歯科疾患実態調査によると、「20歳以上80歳未満の各年齢階級では8割以上」のかたにむし歯があるとされ、歯周病に関しては、「高齢になるにつれ歯肉に所見のある者および対象歯のない者が多かった」と報告されています。そう、多くのかたが、むし歯や歯周病が原因で歯を失っているのです。では、むし歯や歯周病の治療とは、どのようなものでしょう？

　むし歯が小さければ、充填（詰めもの）・研磨をして、その日のうちに治療が終了になることもあります。しかし範囲が大きい場合は、歯を削って型を取り、仮封をしたり仮歯を入れておきます。また、重度の歯周病の治療では、歯周病菌が増殖しにくいように、歯ぐきを切開して、プラーク（歯垢）と歯石を除去する治療などを行います。そして、進行したむし歯や歯周病の場合、他の歯への悪影響も考慮して保存不可能と判断し、残念ながら、抜歯になることもあります。

　むし歯や歯周病など、なんらかの原因で抜歯になった後の修復方法の1つとして、歯科用インプラントがあります。歯科用インプラントは、1歯から複数の歯の修復が可能です。ただし、糖尿病や高血圧症・骨粗鬆症などの全身疾患がある場合には、担当の歯科医師や歯科衛生士にご相談ください。その際は、塩分・カロリーなどの摂取制限の有無や服用されているお薬についてもご申告いただき、適切なアドバイスを受けていただく必要があります。

　以上、むし歯・歯周病・歯科用インプラントについて簡単に説明させていただきましたが、いずれの治療も、治療中や治療後しばらくは、食事がしにくくなってしまいます。むし歯の治療中で仮歯が入っている場合は、粘着力のある食品は避ける必要がありますし、歯ぐきを切開する歯周病の治療や、抜歯、歯科用インプラント埋入などの外科処置後は、刺激物を避け、やわらかいものを食べていただく必要があります。また、治療中は、たんぱく質やビタミン、ミネラル、食物繊維などが不足しがちですので、栄養バランスにも注意する必要があります。

　そこで本書の冒頭ではまず、代表的な歯科治療を理解していただくための解説と、食事の際、どのような点に注意すればよいかについてまとめさせていただきました。また、小城明子先生に担当していただいた「やわらかレシピ」には、すべてのレシピに栄養成分を表示してありますので、こちらを参考にしていただければ、治療中も栄養バランスを考慮した食事をしていただけることと思います。このほか便利な市販品の紹介、食材を食べやすくする方法など、歯科治療中のかたの食事にとって有用な情報が満載ですので、治療中のご本人やご家族はぜひご活用ください。

　口腔は、咀嚼・嚥下を行う消化作用の入口であり、発音という重要な機能を果たす器官でもあります。そして、人間の噛み合わせは、あごの関節と頭頸部の筋肉のバランスで成り立っており、非常にデリケートです。歯ごたえを感じ、甘味・酸味・塩味・苦味・辛味などの味覚とともに脳に刺激を伝達するためには、お口が健康で、おいしく食事ができることが重要です。歯科治療中のかたは、きちんと治療していただいた後、しっかりと噛み、おいしく食事ができるようになっていただきたく思います。

　治療中も治療後も、おいしく食べて健康に……。本書が読者のみなさまのお役に立つことを心から願っています。

柏井伸子

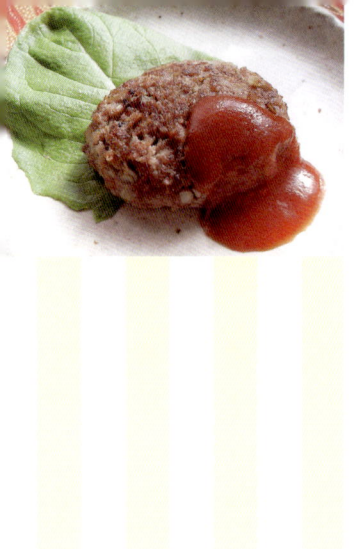
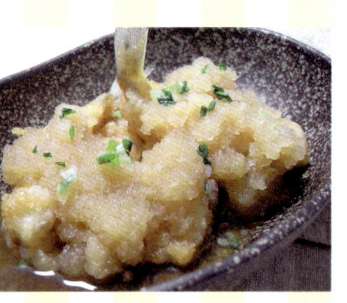

Contents

はじめに　柏井伸子 3

Chapter 1
やさしい食事が必要なのは、どんな治療中＆治療後？　柏井伸子 7

治療にやさしい食事をしよう。.. 8
CASE1　治療途中で仮歯が入っています……。........................... 9
CASE2　親しらずを抜いたばかりです……。............................. 9
CASE3　歯周病の治療を受けています……。............................ 10
CASE4　歯根の治療を受けています……。.............................. 10
CASE5　新しい入れ歯の調整中です……。.............................. 11
CASE6　インプラントを埋入したばかりです……。................... 11

Chapter 2
用意しておくと安心！食べやすく、飲み込みやすい市販品　柏井伸子 13

市販品で手軽に。.. 14
レトルト食品は種類が豊富。... 15
のどごしのよいゼリー飲料なども。.. 16
便利な市販品はまだまだあります。.. 17

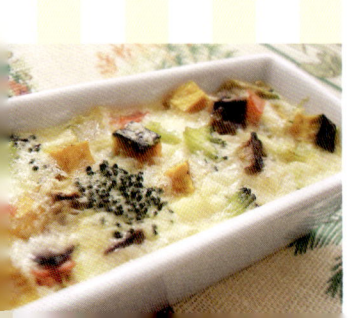

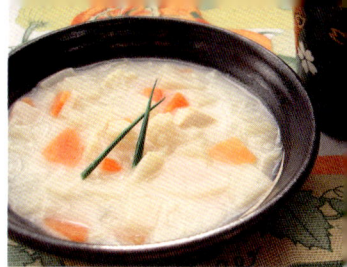

Chapter 3
ちょっとした工夫で食材を食べやすく　　小城明子 19

肉を食べやすくするには？ 20
魚を食べやすくするには？ 21
野菜・海藻を食べやすくするには？ 22
ごはんを食べやすくするには？ 23

Chapter 4
とっても簡単！
お口にやさしい、やわらかレシピ　　小城明子 25

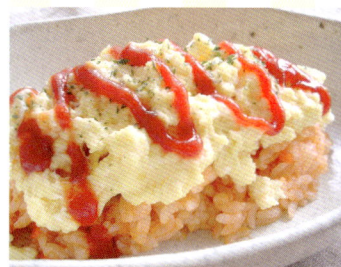

やわらかレシピ1　　肉料理 26
やわらかレシピ2　　魚料理 32
やわらかレシピ3　　野菜・海藻 38
やわらかレシピ4　　スープ 44
やわらかレシピ5　　缶詰・レトルト・お惣菜のアレンジ 46
やわらかレシピ6　　主食（ごはん・丼物・パン・めん類） 50
やわらかレシピ7　　おやつ 58

おわりに　　小城明子 65

掲載製品のお問い合わせ先 66

やわらかレシピ・さくいん 67

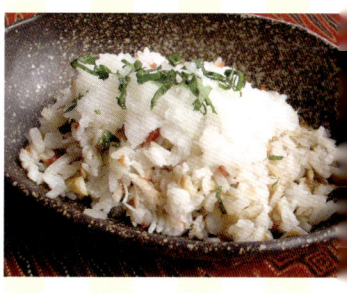

Column　　小城明子
食べるのに大事なのは歯だけ？ 12
むせるってどういうこと？ 18
食事中の水分補給の効果 24
食べる姿勢の大切さ 64

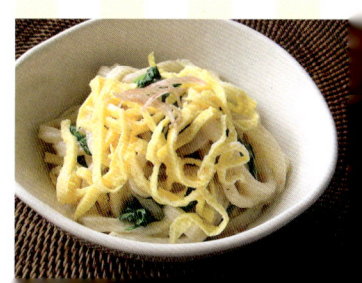

著者略歴

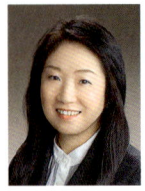

柏井伸子 *Nobuko Kashiwai*

歯科衛生士
修士（口腔科学）
日本歯科大学東京短期大学非常勤講師
有限会社ハグクリエイション代表

東京都歯科医師会附属歯科衛生士専門学校卒業。歯科医院勤務を経て、イギリス・スウェーデンに留学、海外の歯科事情に対する見聞を深める。2007年には東北大学大学院歯学研究科口腔生物学講座修士課程修了（感染管理学専攻）。現在は、日本歯科大学東京短期大学非常勤講師、日本口腔インプラント学会専門歯科衛生士委員会委員を務めるほか、全国各地で数多くの講演を行っている。

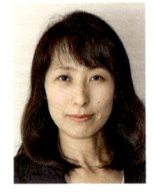

小城明子 *Akiko Kojo*

博士（学術）
管理栄養士
東京医療保健大学医療保健学部
医療栄養学科准教授

介護老人保健施設勤務を経て、東京医科歯科大学大学院医歯学総合研究科博士課程に進学（老化制御学系口腔老化制御学専攻）。修了後は、東京医科歯科大学大学院高齢者歯科学分野助教、神奈川歯科大学助教・講師を務め、現在、東京医療保健大学医療保健学部医療栄養学科准教授。だれもが、いつでも、どこでも、それぞれのお口の機能に合った食事ができることを目指し、調理法を研究したり、病院食などの基準づくりに関わるなどしている。

Chapter 1

やさしい食事が必要なのは、どんな治療中＆治療後？

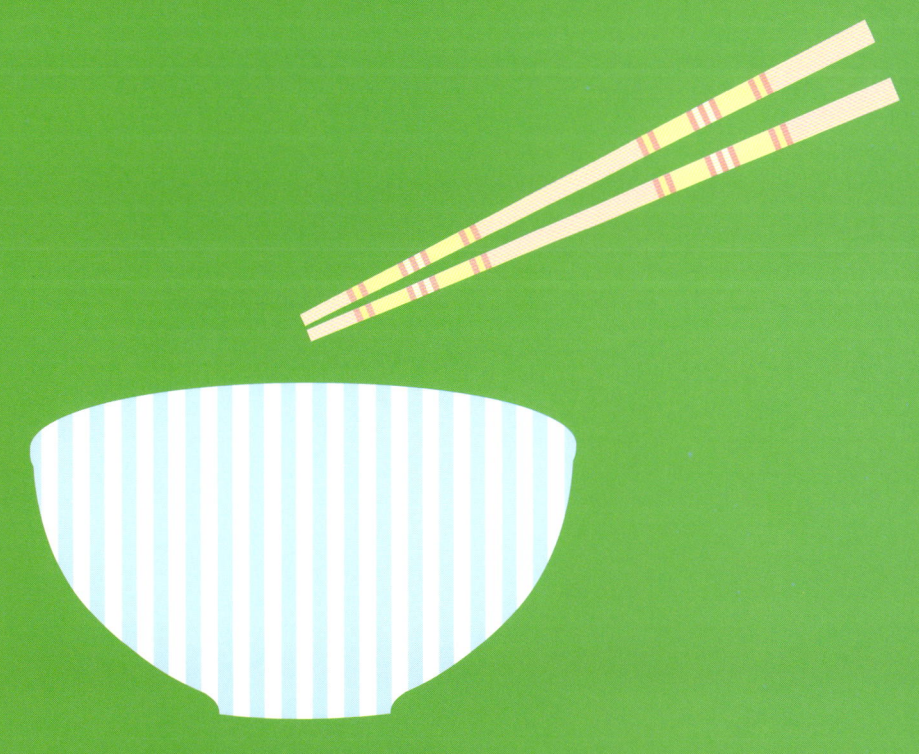

治療にやさしい食事をしよう。

現在の歯科治療は、その内容が高度化し、
複雑化するにつれ、治癒期間が長くなっています。
そこで気になるのが、その間の食事。
「よく噛めば噛むほど、体や脳に効用がある」
というのは、お口が比較的健康なときに限ったお話です。
よく噛んで食べることは、とても大切ですが、頑張って噛んで
鍛えようとすることが、治療の邪魔をしてしまうことも多々あります。
そんなときは、先を急がず、無理をせず、やわらかいものから
慣れていきましょう。また、外科処置の後は、傷にしみることがあるので、
辛味、酸味などの刺激を避けることも必要です。
CASE1～6から、自分の受けている治療の内容を知り、食事の際、
どのようなことに注意すればいいかを確認してみましょう。

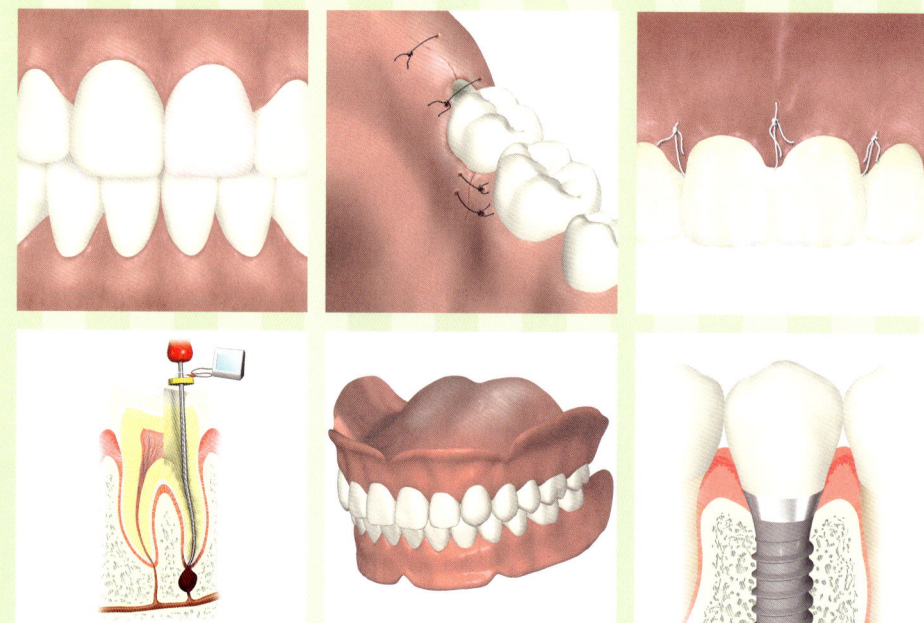

Chapter 1 やさしい食事が必要なのは、どんな治療中＆治療後？

Case 1　治療途中で仮歯(かりば)が入っています……。

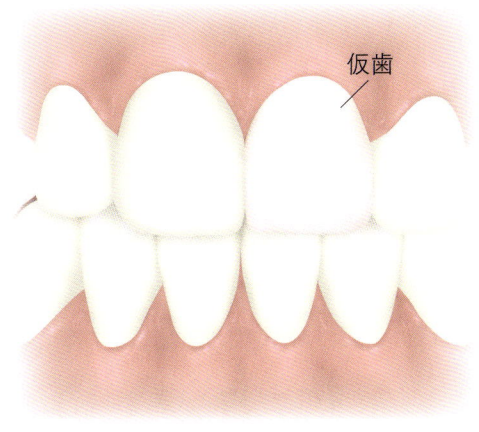
仮歯

仮歯ってなに？

　仮歯は、クラウンやブリッジなどの最終的な被せものができあがるまで、しばらくの間使う歯で、むし歯の治療をした後などに使われます。歯を削って次の治療に進むまでの間に被せて、治療途中の歯が欠けてしまったり、移動してしまったりすることを防ぎます。また、削ったところを守るだけでなく、見た目や噛み合わせを回復する効果や、食事をラクにしたり、発音をしやすくする効果もあります。

食事の際に注意すること

　仮歯は形を整えやすいように、やわらかいレジン（プラスチック）でできています。また、治療をする際にはずしやすいよう、仮の接着材でつけてあります。そのため、仮歯に強い力がかかると、取れてしまったり、割れてしまうことがあります。スルメやフランスパン、焼き鳥などの引っ張ってかじる食品や、煎餅(せんべい)、飴などの硬いもの、チューインガムやグミ、キャラメル、もちや求肥(ぎゅうひ)を使った和菓子などの食品に注意が必要です。

Case 2　親しらずを抜いたばかりです……。

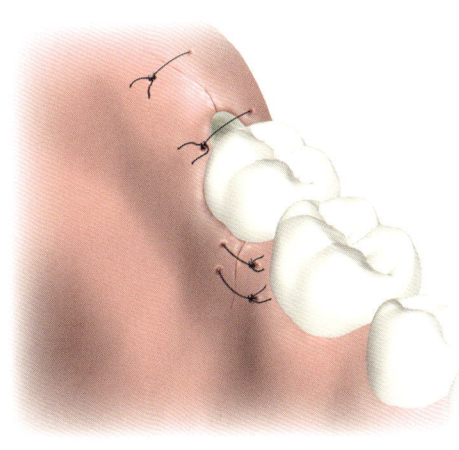

親しらずってなに？

　親しらずは一番最後に生えてくる永久歯で、智歯(ちし)とも呼ばれます。一般的には、18歳～20歳のころに生えてきます。後から生えてきた親しらずが手前の永久歯を傷(いた)めてしまったり、歯並びに悪い影響がある場合は、親しらずを抜き、すでに生えそろっている永久歯を大切に守ります。

食事の際に注意すること

　親しらずの抜歯は、歯の周りをおおう骨を削る外科手術となることもあります。骨を削る量が多ければ多いほど、出血や腫(は)れも多くなりますので、塩辛いものや、酸っぱいものを避け、やわらかいものを反対側の歯を使って食べるようにしましょう。術後の1～3日は、雑炊・おじや、スープなどにして、食欲がわかないときは、ゼリータイプの総合栄養食の酸味の少ないものがおすすめです。ただし、ゼリー飲料を吸引すると傷口に負担がかかってしまうので、お皿に出して、スプーンを使用して食べるようにしましょう。

Case 3 歯周病の治療を受けています……。

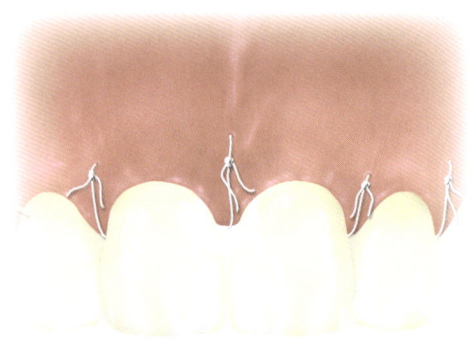

歯周病ってなに？

歯周病は、細菌が引き起こす感染症です。歯周病の原因菌は、普段、お口のなかで共生していますが、歯みがきが雑でプラーク（歯垢）が蓄積してしまうと猛烈に増殖し、歯ぐきの炎症を引き起こします。歯周病は重症化すると、歯槽骨（歯を支える骨）を溶かしてしまいます。歯周病の治療には、スケーリング・ルートプレーニング（プラークと歯石の除去）や、歯ぐきを切開して、奥深くに隠れたプラークと歯石を除去するフラップ手術、溶けてしまった歯槽骨を手術によって再生する再生療法などがあります。

食事の際に注意すること

歯周病の治療のなかでも、フラップ手術や再生療法は外科手術です。塩辛いものや、酸っぱいもの、刺激物は避ける必要がありますので、術後1～3日は、雑炊・おじや、スープなどを中心にしましょう。食欲がわかないときには、ゼリー飲料（お皿に出し、スプーンで食べる）もおすすめです。再生療法はとくにデリケートな治療ですので、傷がふさがってもしばらくは、反対の歯でやわらかいものを食べていただきます。

Case 4 歯根の治療を受けています……。

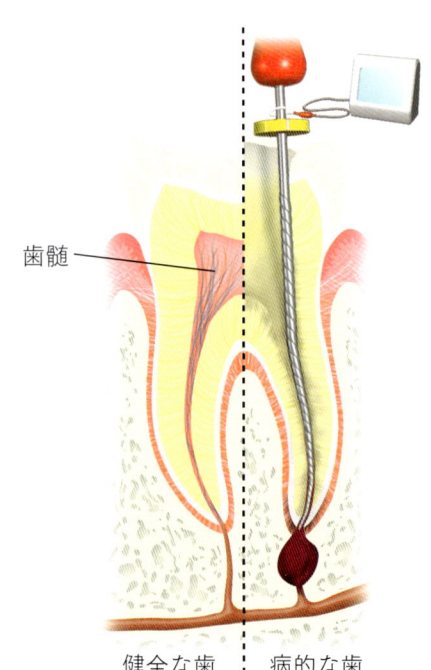

健全な歯　病的な歯

歯根の治療ってなに？

歯根の治療とは、歯髄（歯の神経や血管）の治療のことです。歯髄は、栄養や水分を歯に供給したり、感覚を伝えたりする大切な器官ですが、むし歯の穴などから歯の内部に細菌が侵入して、細菌感染を起こすと、壊死してしまいます。壊死した歯髄をそのままにしておくと、痛みが生じるだけでなく、歯そのものを失うことにつながってしまいます。そのため、細菌に感染した歯髄を取り除き、歯の内部を消毒して、ゴム状の詰めものをする治療を行います。

食事の際に注意すること

歯根の治療は、治療範囲こそ小さいですが、生体を切り取る外科手術。処置後、強い力で噛むことは避ける必要があります。また、歯根の治療を行う前は、歯根の先に病変が生じて痛んでおり、強く噛むことを避けていることがあります。はじめは、治療の終わった歯に過剰な負担がかからないようにやわらかい食品を選び、様子をみて、少しずつ噛みごたえのあるものへ慣らしていく必要があります。

Chapter 1 やさしい食事が必要なのは、どんな治療中＆治療後？

Case 5　新しい入れ歯の調整中です……。

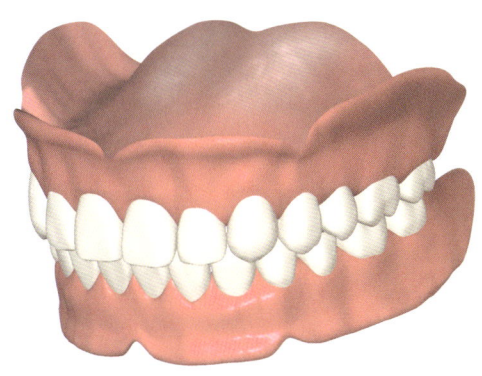

新しい入れ歯の調整って？

　新しい入れ歯は、実際に使っていくなかで調整をしていきます。入れ歯は食事をしたり、発音したりして実際に使わないと、慣れることができないだけでなく、必要な修正点を見つけることができません。新しい入れ歯を、「使える入れ歯」にするためには、できあがった当日から何回か調整をしていく必要があります。

食事の際に注意すること

　とくに注意する必要があるのは、新しい入れ歯を使いはじめて約1〜2週間の間。入れ歯がなじんでおらず、噛む筋肉が歯があったころの状態に戻っていないため、雑炊・おじやなどスプーンでつぶせる程度のやわらかいものを中心に、少しずつ入れ歯に慣れていくことが必要です。早く慣れようとして、ふつうの食事をすると、歯ぐきを傷つけてしまいます。すると、痛みで入れ歯の調整をすることができなくなってしまうこともあります。1ヵ月程度は、やわらかいものを中心にして、入れ歯に慣れていきましょう。

Case 6　インプラントを埋入したばかりです……。

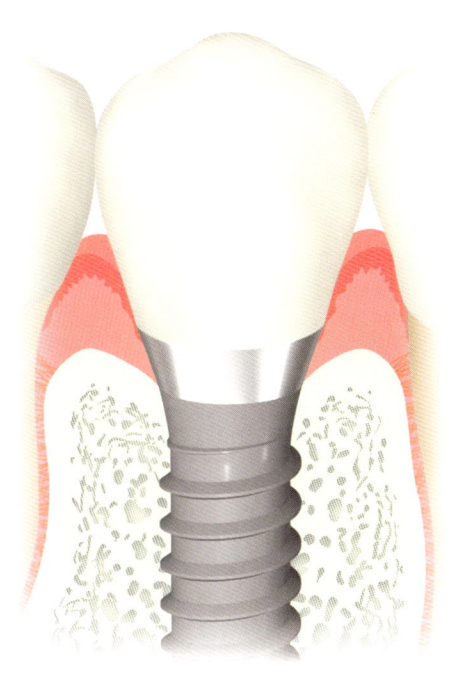

インプラント治療後に注意することは？

　すっかり一般化したインプラント治療ですが、インプラント体を埋入したらすべてが終わり、というわけではありません。インプラント体を埋入してから2週間は、インプラント体とあごの骨が結合しはじめるとてもデリケートな期間です。現在は即時荷重インプラントといって、当日に歯（被せもの）まで入る治療もありますが、最初の2週間は、噛むことに注意する必要があります。

食事の際に注意すること

　インプラント体とあごの骨の結合の邪魔にならないような食事をすることが大切です。即時過重インプラントで歯が入ったからといって「噛んで鍛えよう」「早く慣れよう」などと思うことは厳禁。少なくとも2週間は慎重に、雑炊・おじや、スープなどの噛まずに食べられ、辛みや酸味の少ないものから慣れていきましょう。

11

Column

食べるのに大事なのは歯だけ？

　歯は、食べるときたしかに重要です。ですが、歯にはそれほど問題がなくても、食べづらさを感じているかたはいらっしゃるのではないでしょうか？ 実は、歯以外にも、お口やお口の周りには食べるときに使う大切な部位があります。それは唇、舌、そして頬です。

　まずは唇。唇はしっかりと閉じられますか？　唇は食べるときにお口から食べものがボロボロ、ダラダラとこぼれないようにするだけでなく、ゴックンと飲み込むとき、お口の中を陰圧にして飲み込みを助ける役割があります。

　次に舌です。舌はお口いちばんの働き者かもしれません。食べものをお口に入れるとき、皆さんははじめどこに食べものをおきますか？　舌の上ではないでしょうか。舌の上におかれた食べものは、舌によって噛みやすい位置に運ばれます。噛んでいるあいだ、この動きは繰り返されますが、そのとき、舌は同時に唾液も運んでいます。歯で噛んで舌でこねることによって、食べものは唾液と混ぜられ、飲み込みやすい状態にされます。そして、食べものは再び舌の動きによって舌の上に集められ、食塊（飲み込みやすくなった食べもののかたまり）として飲み込まれます。食塊は、舌の上あごへの押しつけによって、絞り出されるように、のどの奥へと送り込まれていきます。

　最後は頬です。頬は舌のサポート役をしています。舌は食べものを上下の歯のあいだに移動させると述べましたが、頬はこの食べものの移動の行き過ぎを抑えています。すなわち、頬に充分な力がなかったら、食べものは歯の外側に溜まっていってしまうということです。

　このように、食べるために働いているのは歯だけではありません。歯、唇、舌、頬が協力して働いてはじめて「食べる」ことができるのです。歯と同様に、お口やお口の周りも大切に。なにか気になることがあったら、かかりつけの歯科医師に相談してみましょう。

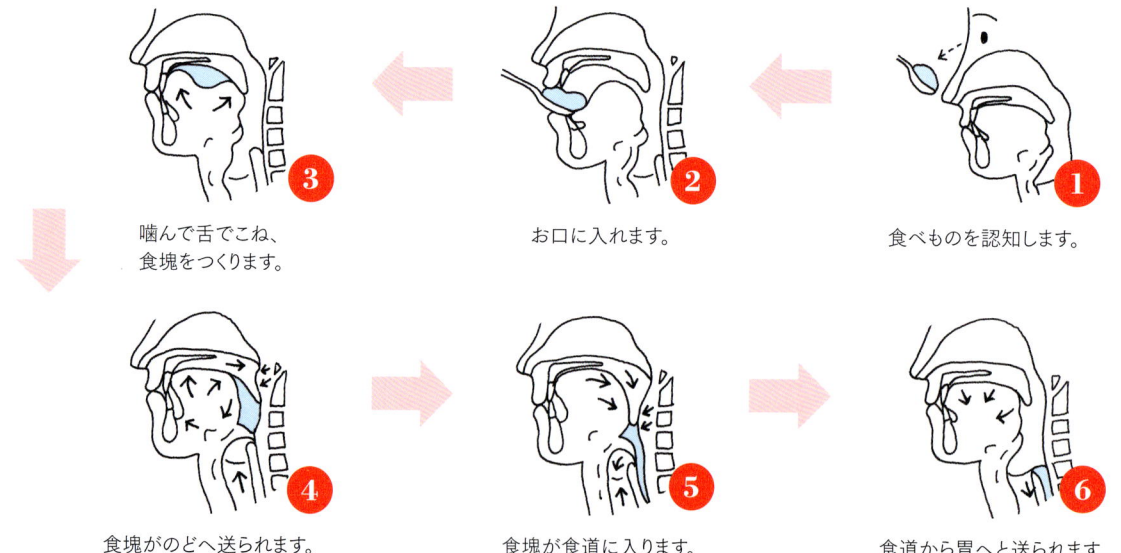

3. 噛んで舌でこね、食塊をつくります。
2. お口に入れます。
1. 食べものを認知します。
4. 食塊がのどへ送られます。
5. 食塊が食道に入ります。
6. 食道から胃へと送られます。

Chapter 2

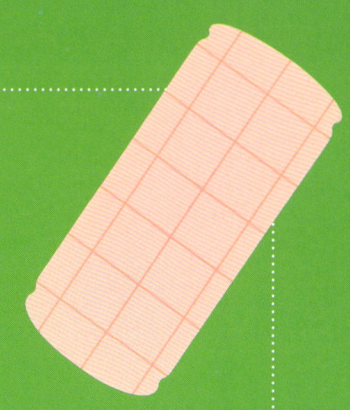

用意しておくと安心！
食べやすく、
飲み込みやすい市販品

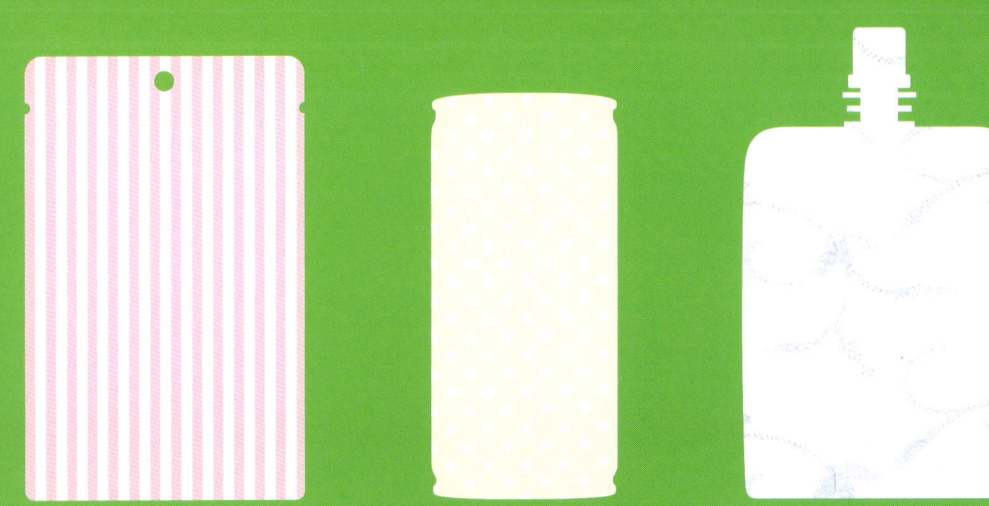

市販品で手軽に。

外科処置の直後で、食べにくいときの栄養補給には、
レトルト食品や、ゼリー飲料などが便利です。
食べにくいときは、おかゆなどの炭水化物に偏りがちですので、
栄養バランスが計算された市販品に頼るのも一手。
栄養表示を参考にすれば、
高血圧や糖尿病などの全身疾患のある患者さんも、
塩分やエネルギーに配慮することができます。

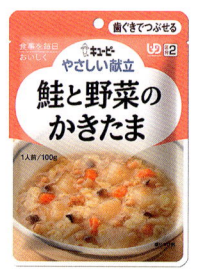 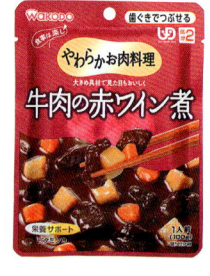 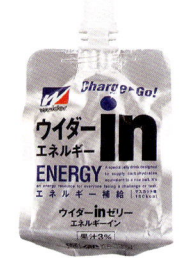
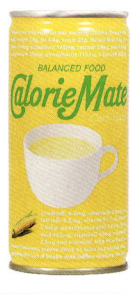 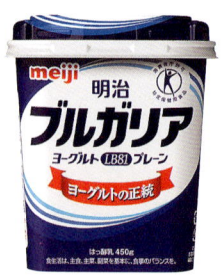 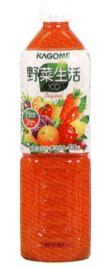

Chapter 用意しておくと安心！
食べやすく、飲み込みやすい市販品

レトルト食品は種類が豊富。

レトルト食品でおすすめなのが「ユニバーサルデザインフード」です。やわらかさが4段階に分けられていて、選びやすく、栄養表示もわかりやすくなっています。おいしく薄味で、彩もきれい。スーパーやドラッグストア、ネット販売で手に入ります。

歯周病の外科治療やインプラント治療の後は、術後の回復に応じてやわらかさの段階を、区分4または区分3から少しずつ小さくしていくとよいでしょう。「ユニバーサルデザインフード」は、豊富なラインナップで展開中のキユーピー、和光堂のほか、明治、ハウス食品、白十字、ホリカフーズなどから発売されています。

区分4 かまなくてよい

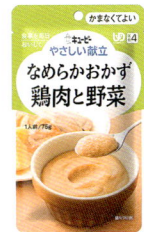
やさしい献立
なめらかおかず
鶏肉と野菜（キユーピー）

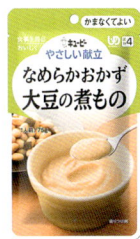
やさしい献立
なめらかおかず
大豆の煮もの（キユーピー）

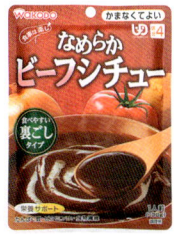
食事は楽し
なめらかビーフシチュー
（和光堂）

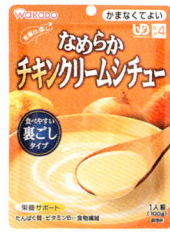
食事は楽し
なめらかチキンクリーム
シチュー（和光堂）

区分3 舌でつぶせる

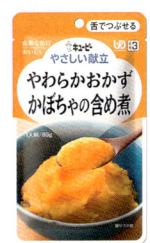
やさしい献立
やわらかおかず
かぼちゃの含め煮
（キユーピー）

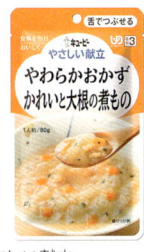
やさしい献立
やわらかおかず
かれいと大根の煮もの
（キユーピー）

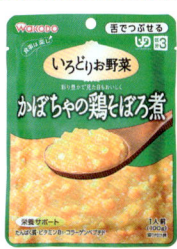
食事は楽し
かぼちゃの鶏そぼろ煮
（和光堂）

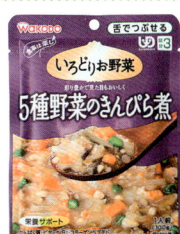
食事は楽し
5種野菜のきんぴら煮
（和光堂）

区分2 歯ぐきでつぶせる

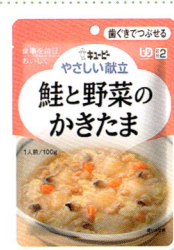
やさしい献立
鮭と野菜のかきたま
（キユーピー）

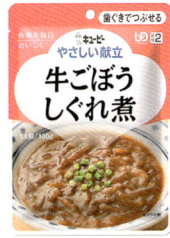
やさしい献立
牛ごぼうしぐれ煮
（キユーピー）

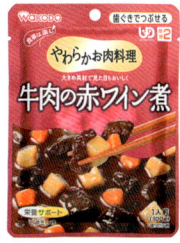
食事は楽し
牛肉の赤ワイン煮
（和光堂）

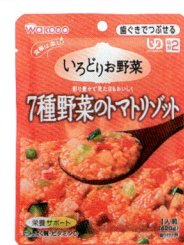
食事は楽し
7種野菜のトマトリゾット
（和光堂）

区分1 容易にかめる

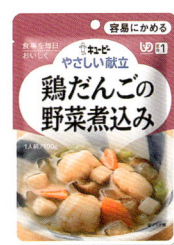
やさしい献立
鶏だんごの野菜煮込み
（キユーピー）

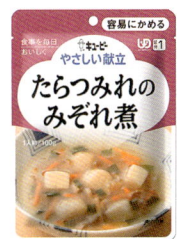
やさしい献立
たらつみれのみぞれ煮
（キユーピー）

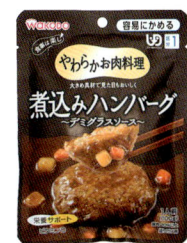
食事は楽し
煮込みハンバーグ
デミグラスソース（和光堂）

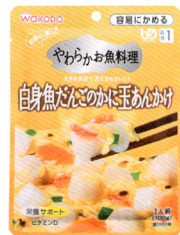
食事は楽し
白身魚だんごの
かに玉あんかけ（和光堂）

のどごしのよいゼリー飲料なども。

　若いかた向きかもしれませんが、「ウィダーinゼリー（森永製菓）」、「カロリーメイト（大塚製薬）」（ゼリー・缶タイプ）などは、外科処置後の痛むお口に飲みやすく、当座の食事用におすすめです。

　ただし、ゼリー飲料はチューブからチューッと吸うと傷口に陰圧がかかり、開いてしまうので注意が必要。必ずお皿に出してスプーンで召し上がってください。

ウィダーinゼリー

ウイダーinゼリー
エネルギーイン
（マスカット味）

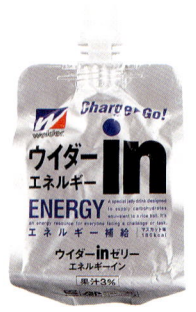

ウイダーinゼリー
プロテインイン
（ライチヨーグルト味）

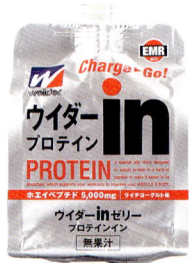

ウイダーinゼリー
マルチビタミンイン
（グレープフルーツ味）

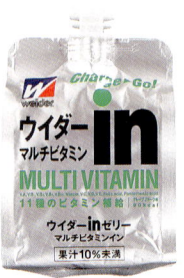

ウイダーinゼリー
マルチミネラルイン
（グレープ味）

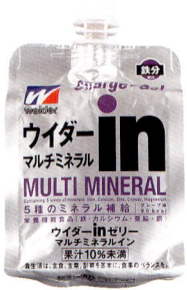

カロリーメイト

ゼリータイプ（アップル味)	缶タイプ①（コーンスープ味）	缶タイプ②（コーヒー味）	缶タイプ③（カフェオレ味）	缶タイプ④（ココア味）
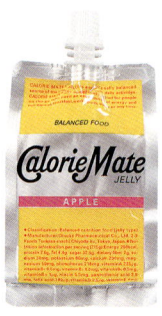	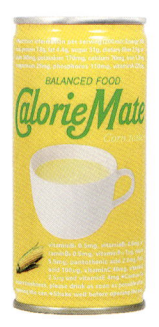	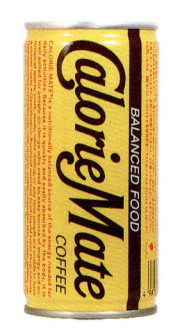	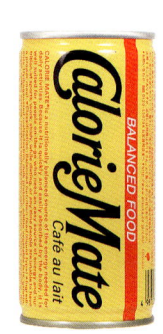	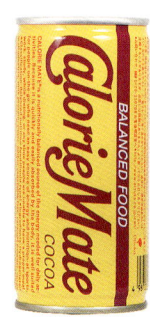

Chapter 用意しておくと安心！
食べやすく、飲み込みやすい市販品

便利な市販品はまだまだあります。

コンビニで手に入る一般的なコーンスープ、ポタージュなどのレトルトも便利です。また、玉子豆腐や、ヨーグルト、塩分・酸味の控えめな野菜・果物ジュース（コップで飲む）などもお口にやさしく、当座の栄養補給の助けになります。塩分・糖分に気をつけながら食事に取りいれましょう。野菜・果物ジュースはゼリータイプ（ジュレ）もあります。お口に負担がかからないように、お皿に出して召し上がってください。

スープ・ポタージュ

クノール®カップスープ
チキンコンソメ
（味の素）

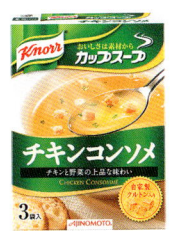

クノール®カップスープ
オニオンコンソメ
（味の素）

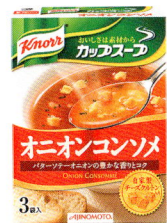

クノール®カップスープ
コーンクリーム
（味の素）

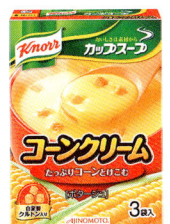

クノール®カップスープ
ポタージュ
（味の素）

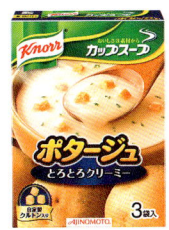

玉子豆腐

玉子とうふ
（紀文食品）

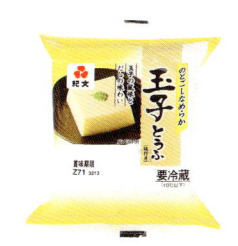

特撰　玉子どうふ
110g×3
（ふじや食品）

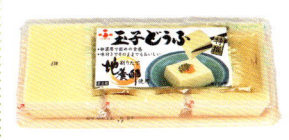

ヨーグルト

明治ブルガリアヨーグルト
LB81
（明治）

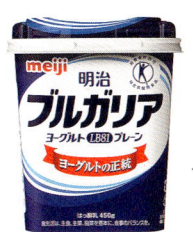

ダノンビオ
プレーン・加糖
（ダノンジャパン）

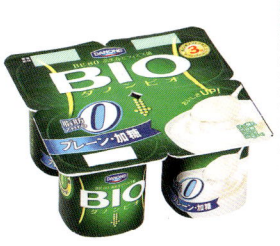

野菜・果物ジュース

野菜生活100
オリジナル
（カゴメ）

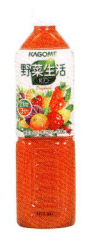

1日分の野菜
（伊藤園）

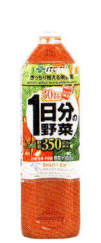

野菜・果物ジュレ

野菜生活100ジュレ
ヘルシートマト
（カゴメ）

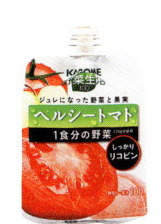

野菜生活100ジュレ
すりおろしリンゴ
（カゴメ）

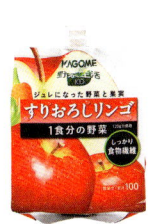

Column

むせるってどういうこと?

　ものを食べたり飲んだりしたときにむせた経験はありませんか？　むせたときは変なところに入ってしまった感じがして、強い咳き込みがしばらく続いていたと思います。「むせ」は食道に入らなくてはならないものが気管に入ってしまったときや、入りそうになったときに、それを取り除こうとして起こります。

　左図のように、構造上、お口から入ったものは気管に入りやすくなっています。そのため、右図のように、食べものや飲みものを飲み込むときに、喉頭蓋（こうとうがい）と声帯による二重ブロックで気管を守るシステムが備わっています。ところがこのブロックをスルリと通り抜けて気管の入口や気管に入ってしまう場合があります。どのような場合に気管に入ってしまうのでしょうか？

　それには食べ方・飲み方が関係しています。空気といっしょに吸い込むような食べ方をすると、食べものや飲みものも気管に勢いよく入ってしまうことがあります。たとえば麺類。すすって食べることの多い食品ですが、勢いよくすすると、麺や麺に付いた汁気を空気とともに吸い込んでしまうことがあります。また、きなこのように粉状でふわふわと軽いものは、空気の流れに乗りやすいので、お口を近づけただけで意図せず吸い込んでしまうことがあります。

　また、たくさんの量の飲みものを一度に飲もうとすると、お口に入れている間に、先にお口のなかへ入ったものが重力によってのどに落ちて行き、飲み込みが起こる前にそのまま気管に入っていってしまうことがあります。

　いずれも頻繁に起こることではないですが、ほかのことに注意が向いていたり、急いでいたりすると、このような事態を起こしやすくなります。「ながら食べ」をせず、ゆっくりと落ち着いた環境で飲んだり食べたりしたいものですね。

　なお、年齢を重ねると、気管をブロックする速度が遅くなって、むせることが多くなります。また病気のために、ブロックが遅れたり、不完全になったり、まったくブロックが起こらなかったりすることもあります。食事中、頻繁にむせが起こる場合は、かかりつけの歯科医師に相談してみましょう。

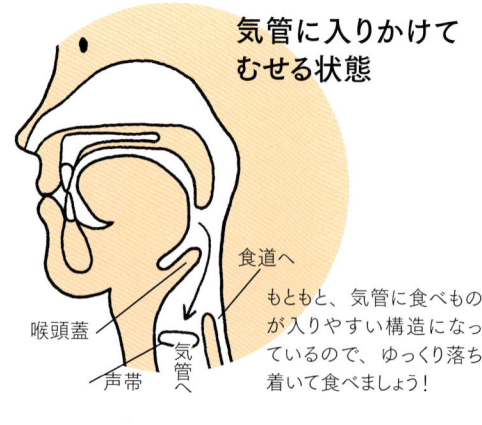

気管に入りかけてむせる状態

もともと、気管に食べものが入りやすい構造になっているので、ゆっくり落ち着いて食べましょう！

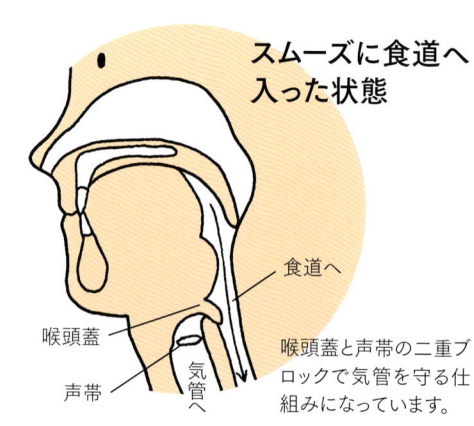

スムーズに食道へ入った状態

喉頭蓋と声帯の二重ブロックで気管を守る仕組みになっています。

Chapter 3

ちょっとした工夫で食材を食べやすく

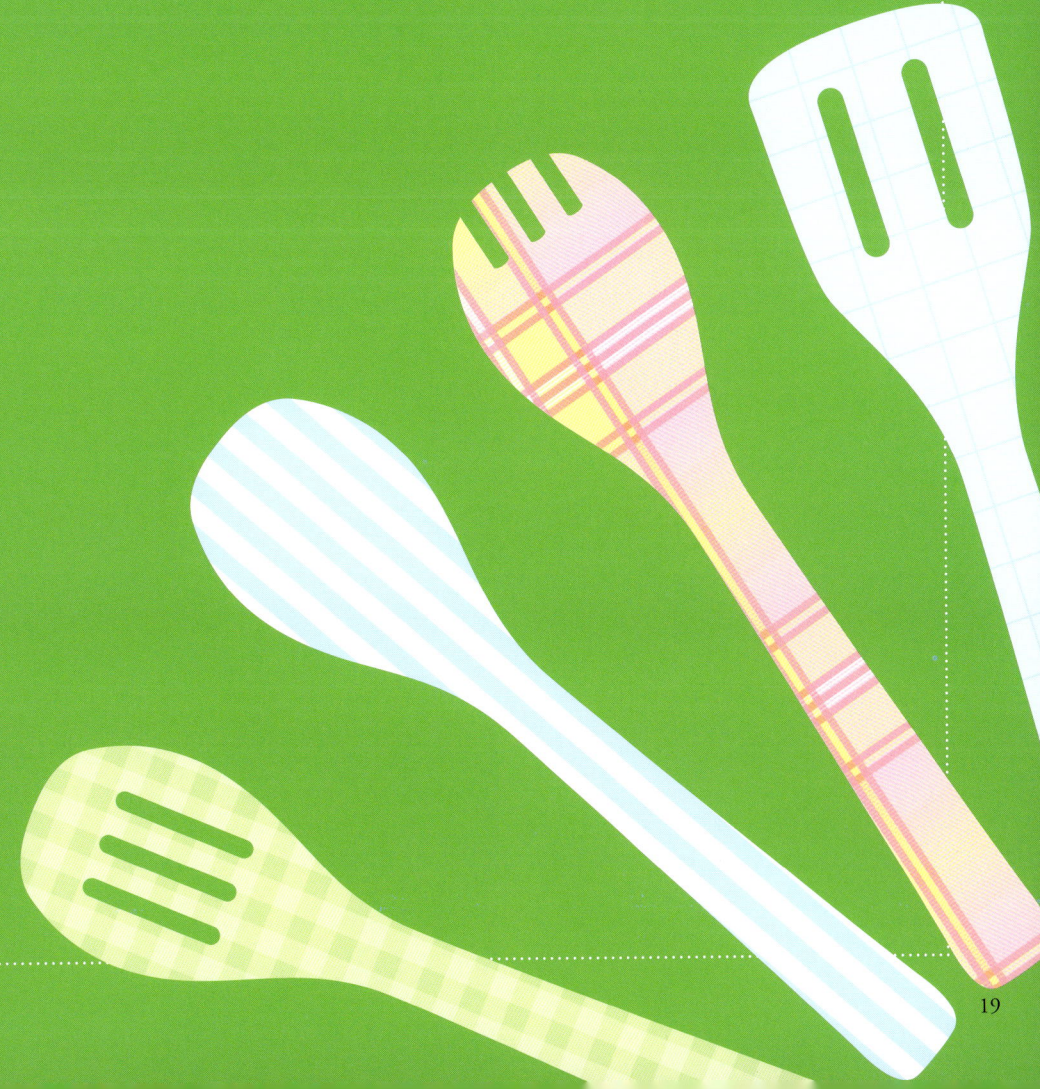

肉を食べやすく。

肉に含まれるたんぱく質は筋肉をつくり、傷の回復や、体力を保つためにとても大切な栄養素ですが、歯が悪いと敬遠しがち。どうすればやわらかくなる？

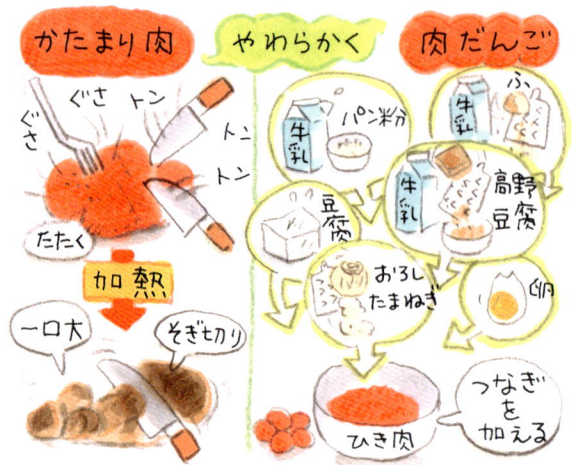

肉を食べやすくするには？

1 加熱時間を適切にする

　肉には加熱により硬くなる部位と、やわらかくなる部位があります。たとえば、一般にやわらかい肉質といわれている牛や豚のももやヒレ、鶏のささ身は、加熱により、硬くなります。このような肉は、必要以上に加熱しないことがポイントです。反対に、牛のすね、牛や豚のバラ、鶏の手羽先は、脂肪やコラーゲンなどの結合組織を多く含み、これらが加熱によりやわらかくなります。そのため、じっくりと煮込むと食べやすくなります。

2 よくたたいて、筋繊維を切る

　肉が加熱によって硬くなるのは、筋繊維が縮むためです。ですので、調理前に包丁でよくたたいて繊維を切っておくと、硬くなりすぎずに、食べやすくなります。ただし、繊維を切るといって、細かくきざむことは避けましょう。調理のときに火が入りやすくなるため、加熱しすぎて硬くなってしまったり、細かいのでお口のなかでバラバラして食べにくくなってしまったりします。

3 つなぎを入れる

　加熱時間・切り方を工夫してみても、食べやすいやわらかさにすることが難しいこともあります。そんなときは、みじん切りやひき肉を利用し、つなぎを入れ、しっかりと混ぜて粘り気をだし、大きめのかたまりにまとめて調理しましょう。つなぎには、おろしたまねぎやじゃがいものマッシュ、豆腐、高野豆腐、薄めた卵液などがおすすめです。つなぎを入れることで肉がまとまれば、お口のなかでバラバラになりにくいです。また、ふんわりとしたジューシーな口触りになります。

4 果物を使う

　下味をつける料理では、たんぱく質分解酵素を利用するのも一手です。たんぱく質分解酵素は、生のパイナップルや、キーウィフルーツ、パパイヤ、なしなどに含まれており、すりおろしたり、みじん切りにしたりして漬け汁に加えると、肉をやわらかくする効果があります。また、果物の甘味や香りも加わり、豊かな味にもなります。

Chapter 3 ちょっとした工夫で食材を食べやすく

魚を食べやすく。

魚に含まれるDHAやEPAは大切な栄養素。パサつかず、やわらかく食べられる調理法についてお教えします。

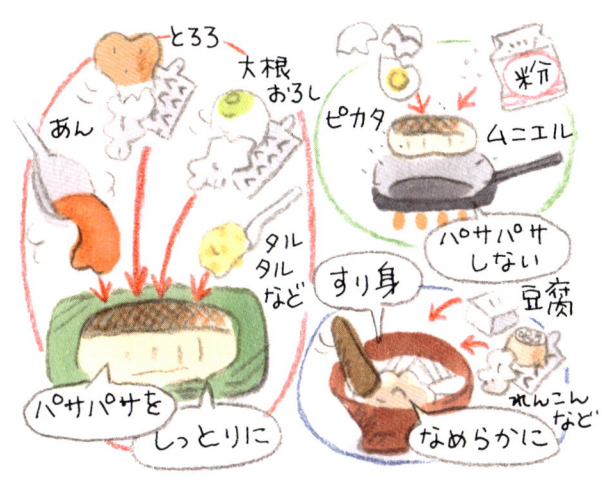

魚を食べやすくするには？

1 脂の多い魚を使う

脂の多い魚は、やわらかく、食べやすく仕上がります。一般的に、脂は白身魚より赤身魚、普通肉より血合い肉、天然魚より養殖魚に多く含まれています。なお、魚の脂質含有量は1年の中での変動が大きく、産卵前に増加します。いわゆる「旬」が脂質の増加するときで、味もよくなります。

2 加熱時間をできるだけ短くする

魚は肉と同様に、加熱するとたんぱく質が固まり、水分が蒸発します。そのため、加熱時間が長くなればなるほど硬くなり、パサパサとします。食べやすくするためにはできるだけ加熱時間を短くします。新鮮な魚であれば、刺身にして、生で食べることもおすすめです。

3 水分の蒸発を防ぐ・補う

直火で焼く調理方法は、水分が蒸発しやすく、パサついてしまいますので、あんやたれをかけて水分を補いましょう。パサつきを防ぐ調理方法としては、ムニエルにする、野菜と一緒に蒸すなどの方法があります。

ムニエルやピカタなどの調理法では、魚の表面を小麦粉や卵でおおって加熱するので、水分の蒸発を防ぐことができます。また、野菜類と一緒に調理すれば、それらの水分を魚に行きわたらせることもできます。

4 ほぐす／つみれ・すり身にする

1〜3を試してみて、それでもまだ噛みにくさ、飲み込みにくさが残る場合は、調理した魚の身をほぐして、水分や油分を補ってみましょう。水分は、大根おろし、とろろ、あん、油分は、植物油やバター、マヨネーズ、卵黄、生クリーム、練りごま、チーズ類で補うことができます。また、調理前の生の魚をつみれにすることもおすすめです（市販のすり身を利用すると簡単です）。つなぎとして、片栗粉やくず粉、コンスターチなどのほか、豆腐やいも類、卵白などを加えるとやわらかくなめらかに仕上がります。

野菜・海藻を食べやすく。

野菜はビタミン、
海藻はミネラルが豊富です。
しかし食物繊維を多く含むので、
硬く、食べにくくなりがちです。
切り方と加熱方法を工夫してみましょう。

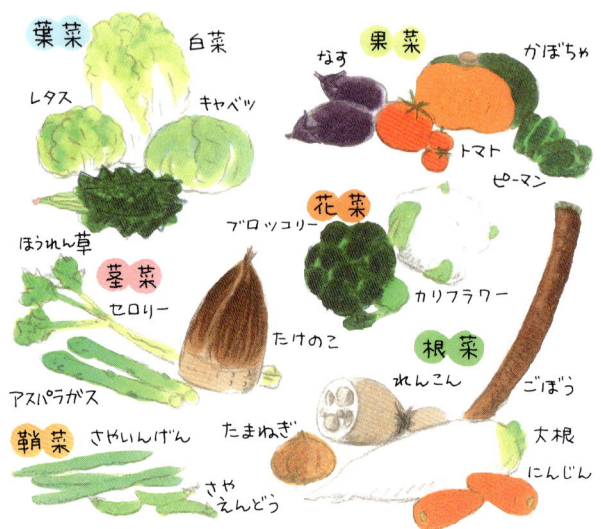

野菜・海藻を食べやすくするには？

1 切り方と加熱方法を工夫する

[野菜]

野菜のなかでも、根菜、茎菜、葉菜はしっかりとした繊維が通っており、とくに食べにくい食品です（上のイラスト参照）。繊維を短めに切ると食べやすくなるので根菜は乱切り、茎菜は斜め切りがおすすめです。ただし、細かく切りすぎてしまうと、料理によってはお口のなかでバラバラしてしまって、かえって食べづらくなってしまうので注意しましょう。

また、野菜の食物繊維は不溶性のものが多く、硬く、しっかりとしていますが、たいていは、少し長めに加熱すると食べやすくなります。

[海藻]

海藻は、ぬめりや薄さによって噛みづらかったり、硬くて噛み切れなかったりします。調理法について、下のイラストにまとめてありますので、工夫してみましょう。

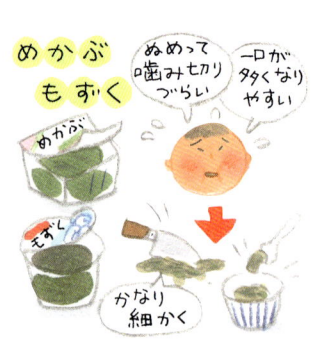
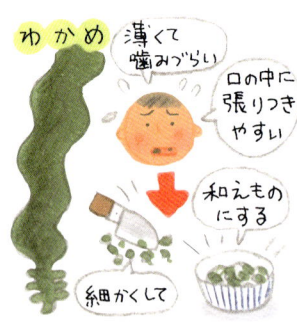
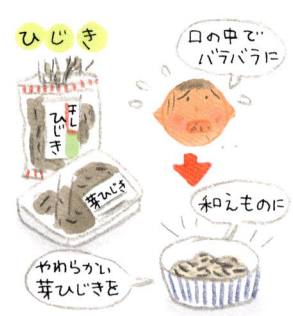
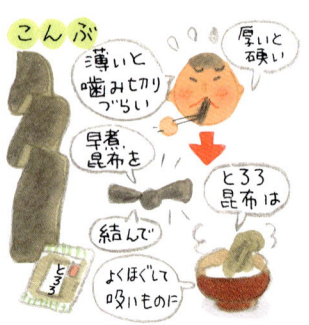
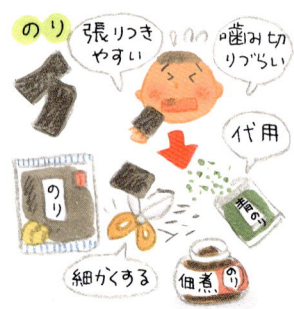

ごはんを食べやすく。

炭水化物は、からだや脳が
きちんと働くためのエネルギー源で、
重要な栄養素。
食べやすくするにはどうすれば？

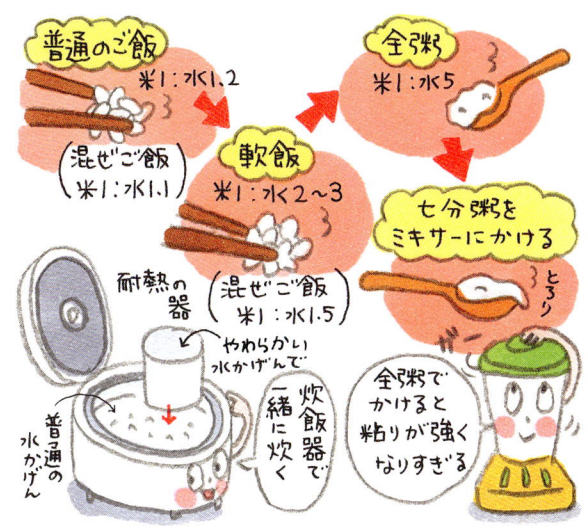

ごはんを食べやすくするには？

1 軟飯にする（米1：水2〜3カップ）

ごはんは比較的食べやすい食品ですが、治療中や治療後は、お口のなかでうまくつぶせなかったり、まとめられなかったりします。そんなときは、炊くときの水加減を変えて、硬さを調節しましょう。

普通のごはんは、米1カップに対して水1.2カップ（混ぜごはん・炊きこみごはんの場合、米1：水1.1カップ）ですが、水を増やし、米1：水2〜3カップの比率にすると、軟飯になります（混ぜごはん・炊きこみごはんの場合、米1：水1.5カップ）。見た目は飯粒が残っていますが、その粒はとてもやわらかく、食べやすくなります。

2 全粥にする（米1：水5カップ）

軟飯でも硬いと感じ、食べにくい場合は、全粥（おかゆ）（米1：水5カップ）にしましょう。おかゆをつくるときには、途中でかき混ぜてしまうと飯粒がつぶれて粘りが出過ぎてしまいます。舌が口蓋（上あご）を押しつける力が弱い人、飲み込む力が弱い人には食べづらくなってしまうので、注意が必要です。

3 七分粥にする、ミキサーにかける

おかゆでもうまく噛むことができず、さらにやわらかい飯粒にしたい場合は、あえておかゆをしっかりとかき混ぜて飯粒をつぶします。そのときは、全粥（米1：水5カップ）ではなく、七分粥（米1：水10カップ）程度にして、粘りが強くなり過ぎないようにします。それでもまだ食べづらい場合は、七分粥をミキサーにかけて、さらに粒のない状態にするとよいでしょう。

※ 家族のごはんと一緒に炊くとき

家族のごはんと違うやわらかさのごはんを別々に炊くのは手間がかかります。普通の硬さのごはんを炊くときに、炊飯器のなかに耐熱の器を入れ、やわらかくなる分量の米と水を入れて、一緒に炊くと手間が省けます（イラスト左下参照）。

Column 食事中の水分補給の効果

　食事中にお茶や水などの水分を取ることは、一般にはあまりよくないといわれています。そのいちばん大きな理由は、食べものをよく咀嚼しないうちに水分で流し込んでしまいがちになることにあります。

　咀嚼とは、食べものをくだいて、すりつぶし、唾液と混ぜ合わせることにより、ある程度やわらかく、なめらかにまとまった状態の食塊にすることです。つまり、よく咀嚼されていない食べものは、まだ飲み込むのに充分な状態になっていないということです。それを水分で流し込むのは、少し無理をして飲み込んでいることを意味します。無理をして飲み込めば、なにかの拍子に気管をふさいで窒息してしまったり、気管に入ってしまったりという事故につながりかねません。

　このように聞くと、食事中の水分補給は避けるべき？　と思われるかもしれませんが、「流し込み」に気をつけさえすれば、メリットもあります。たとえば、服用している薬などの影響で唾液の分泌が少ないかたにとって、食事中の水分は、水分補給以外にも重要な役割があります。それは食べる前に、乾燥しがちなお口に湿り気を与え、舌の表面をきれいにして味覚を敏感にさせる役割です。

　また、食事の途中や食後には、お口のなかに残った食べものを流し出し、さっぱり感を与える役割、のどに残った食べものを取り除き、食後の誤嚥を防ぐ役割もあります。お口に食べものがバラバラと残りやすいかたや、飲み込んだ後に食べものがのどに残るような感じがするかたは、意識的に食事の途中に水分を取ることをおすすめします。

　ただし、飲みすぎて胃液が薄まり、食欲が低下したり、胃がもたれたりしてしまうこともありますので、少量ずつを心がけてくださいね。

　水分でむせるかたは、熱いお茶100mlに対して粉ゼラチン0.5g、あるいは寒天0.15gを加え、混ぜてから冷ますと、少しとろみがついて飲みやすくなります（市販のとろみ調整食品を利用する方法もあります）。また、コップから飲むことが難しい場合には、お茶ゼリー（お茶100mlに対して粉ゼラチン1.6g）にするとよいでしょう。

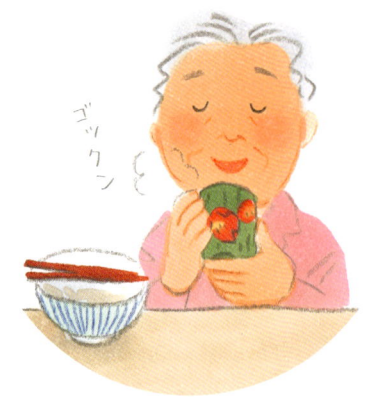

食事の途中や食後にお茶を飲み、お口のなかに残った食べものを流して、お口さっぱり！

Chapter 4

とっても簡単!
お口にやさしい、
やわらかレシピ

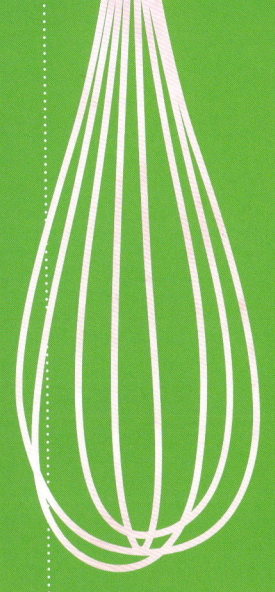

やわらかレシピ 1

肉料理

弾力があって、噛み切りにくい肉。歯科の治療途中で噛みにくいときはついつい避けがちです。
でも肉は、良質な動物性たんぱく質源。筋肉をつくるだけでなく、
傷の回復や、免疫力アップにも欠かせません。脂質やビタミンB群、カリウム、鉄などの
ミネラル類も多く含みますので、しっかり食べて元気になりましょう。

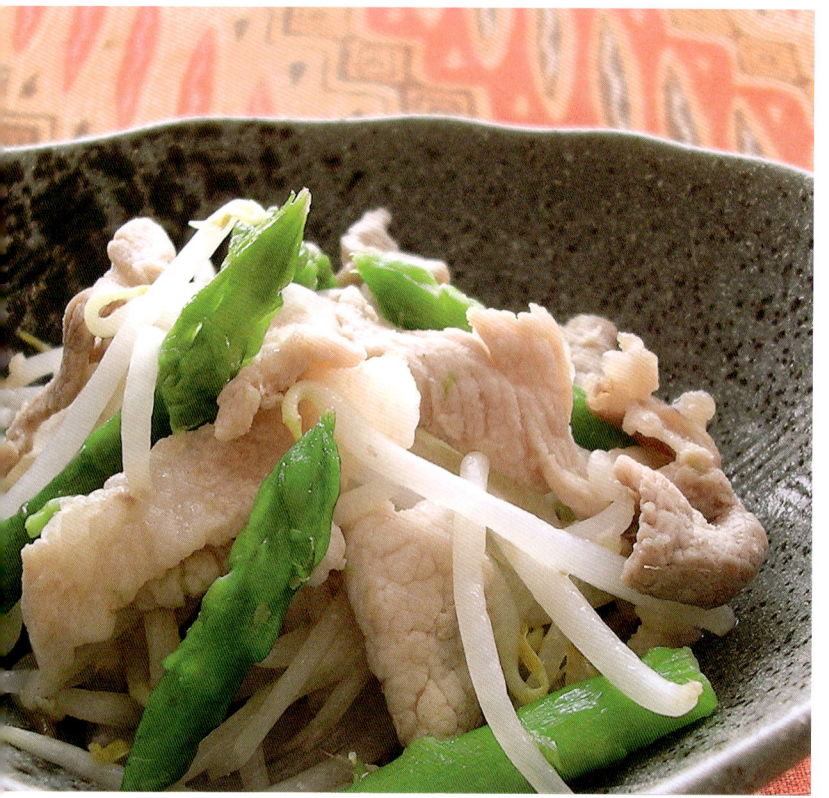

肉の繊維を短く切るのがポイント。
さらにやわらかくしたいときは
豚しゃぶ肉を使いましょう！

豚肉のしょうが炒め

材料（2人分）
- 豚こま肉……………………160g
- A ┌ 酒………………………大さじ1
　　├ おろししょうが………小さじ1
　　└ 塩・こしょう…………少々
- アスパラガス
　（細めの穂に近い部分）……60g
- もやし………………………120g
- B ┌ しょうゆ………………小さじ2
　　├ 砂糖……………………小さじ1
　　└ みりん…………………小さじ2
- サラダ油……………………適量

作り方
① アスパラガスは青ゆでし、2〜3cmに斜め切りする。穂先はやわらかいので長めでもかまわない。
② 豚肉を1〜1.5cm幅に切る。このとき繊維を断つ方向に切る。Aを揉み込み15分ほどおく。
③ フライパンにサラダ油を引き、②の豚肉を炒める。おおむね火が通ったら、取り出す。
④ 続いてもやしを炒める。もやしがしんなりしてきたら、豚肉を戻し入れる。肉全体に火が通ったら、アスパラガスを加え、Bを回し入れて味付けし、器に盛る。

POINT
- 少々甘口の味付けになっているので、お好みでBの分量比を変える。みそを少し足すと風味が出る。
- お好みで水溶き片栗粉でとろみづけすると、さらに味がなじむ。
- 野菜は好みの組み合わせで。きのこ類やピーマンなども合う。また、しょうがの細切りを加えると、より風味が出る。

栄養（1人分）
- エネルギー：271kcal
- たんぱく質：16.5g
- 脂質：17.5g
- 炭水化物：8.5g
- カルシウム：25mg
- 鉄：1.0mg
- レチノール当量：12μg
- ビタミンC：6mg
- 食物繊維：1.9g
- 食塩相当量：1.6g

Chapter 4 とっても簡単！お口にやさしい、やわらかレシピ

鶏ひき肉と里いものグラタン

材料（2人分）
- 里いも……………中6個
- 牛乳……………200〜250cc
- A ┌ 和風顆粒だし…小さじ1
    │ 白みそ…………小さじ1
    └ 白練りごま……小さじ1
- 鶏ひき肉…………200g
- たまねぎ…………1/2個
- まいたけ…………100g
- 酒…………………大さじ1/2
- 塩・こしょう……適量
- 塩…………………小さじ1/3
- サラダ油…………適量
- ピザ用チーズ……15g

作り方
❶たまねぎはみじん切りする。耐熱容器に入れて電子レンジにかけ、しんなりさせる（500W・3分程度）。あら熱を取っておく。
❷里いもは皮をむき、5mm厚の輪切りにする。水からゆで、5分程度沸騰させたら火から下ろして、水で洗ってぬめりを落とす。1.5〜2cm四方程度の大きさに切る。
❸②の里いも2/3程度を鍋に移し、牛乳で5分程度煮る。Aを加え、火から下ろしてあら熱を取る。粘りが出て全体にまとまってくるまでミキサーにかける。里いもの形が残っていてもかまわない。
❹まいたけは小房に分け、酒、塩・こしょうをふってフライパンで焼き目をつける。
❺①のたまねぎと鶏ひき肉、塩小さじ1/3をボールに入れ、木ベラで切るようにさっくりと混ぜる。このとき練らない。フライパンに移し、木ベラで切るように混ぜながら、大きいそぼろをつくるように火が通るまで炒める。
❻耐熱皿にサラダ油を薄く引き、取り分けておいた里いもを並べ、その上に③の里いも半量、まいたけ、鶏肉、残りの③、チーズの順に重ねる。オーブントースターまたはオーブンでチーズが溶け、こんがり色づくまで加熱する。

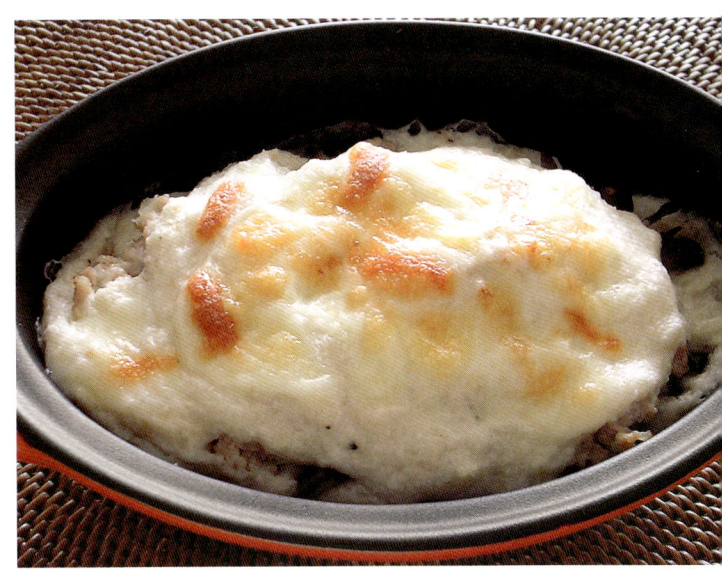

不足しがちなカルシウムと食物繊維をたっぷりと！

栄養（1人分）
- エネルギー：427kcal
- たんぱく質：34.0g
- 脂質：16.0g
- 炭水化物：37.0g
- カルシウム：275mg
- 鉄：2.6mg
- レチノール当量：98μg
- ビタミンC：13mg
- 食物繊維：6.9g
- 食塩相当量：2.4g

やわらか酢豚

材料（2人分）
- 豚バラ肉（しゃぶしゃぶ用）……………10枚（約160g）
- A ┌ 酒………………小さじ2
    │ しょうゆ………小さじ1
    │ トマトケチャップ…小さじ2
    └ ごま油…………少々
- 片栗粉……………適量
- ブロッコリー……40g
- しめじ……………30g
- にんじん…………30g
- 赤ピーマン………1/2個
- たまねぎ…………1/2個
- サラダ油…………適量
- 水…………………大さじ2
- B ┌ トマトケチャップ
    │ …………小さじ2弱
    │ 酢………………小さじ2
    │ しょうゆ………小さじ1
    └ 砂糖……………小さじ2
- 水溶き片栗粉
    ┌ 片栗粉…………小さじ1/3
    └ 水………………小さじ1弱

作り方
❶豚肉をAに15分ほど漬けておく。
❷ブロッコリーはやわらかくゆで、小房に切り分ける。にんじんは小さめの乱切りにし、やわらかくゆでる。
❸赤ピーマンは1.5cm角、たまねぎはくし切りにし、長さを1/2〜1/3程度に短くする。しめじも柄が長いようなら切っておく。
❹①の豚肉1枚ずつに片栗粉を揉み込み、ふんわり丸めて団子状にまとめる。
❺フライパンにサラダ油を引き、④の豚肉を転がすように表面に火を通す。③を加えて全体に油がなじんで表面に火が通ってきたら水を加えて蓋をし、蒸し煮する。
❻たまねぎや肉に火が通ったら、②を合わせ、Bを加えて全体をなじませる。
❼水溶き片栗粉でとろみをつけ、器に盛る。

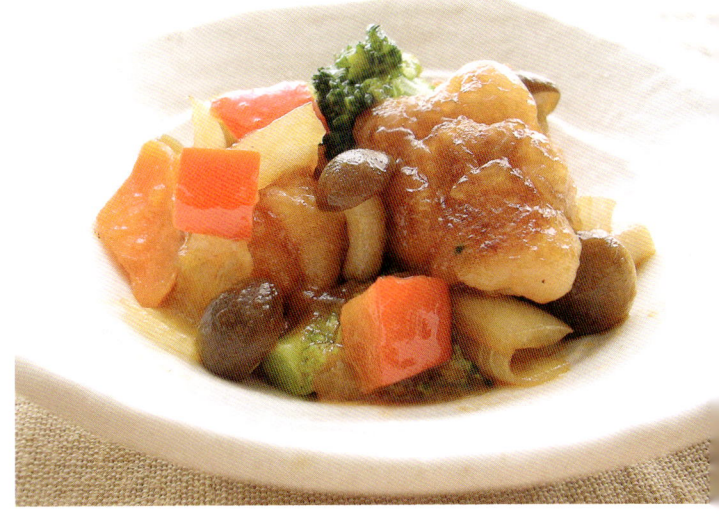

しゃぶしゃぶ肉を丸めてやわらか＋食べごたえも！

栄養（1人分）
- エネルギー：396kcal
- たんぱく質：13.5g
- 脂質：29.5g
- 炭水化物：16.0g
- カルシウム：25mg
- 鉄：1.0mg
- レチノール当量：149μg
- ビタミンC：43mg
- 食物繊維：2.7g
- 食塩相当量：1.5g

やわらかレシピ 1 肉料理

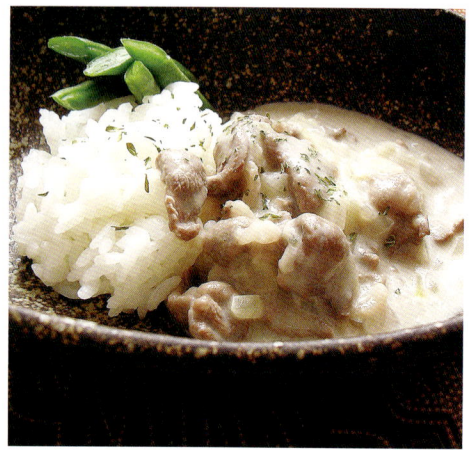

栄養（1人分）
- エネルギー：631kcal
- たんぱく質：20.7g
- 脂質：24.6g
- 炭水化物：77.0g
- カルシウム：36mg
- 鉄：1.2mg
- レチノール当量：91μg
- ビタミンC：6mg
- 食物繊維：2.0g
- 食塩相当量：2.0g

ビーフストロガノフ

材料（2人分）
- ごはん……………………適量
- 牛もも肉（しゃぶしゃぶ用）………150g
- 小麦粉……………………大さじ1
- たまねぎ…………………中1/2個
- マッシュルーム……………2～3個
- バター……………………小さじ1
- 塩・こしょう……………少々
- 固形コンソメ………………1個
- 水…………………………200cc強
- レモン汁…………………少々
- 生クリーム………………40cc
- 塩・こしょう……………少々
- パセリ……………………適量
- 緑色野菜（つけ合わせ用）……適宜

作り方
❶牛肉を細切りし、ビニール袋に小麦粉と一緒に入れ、肉に小麦粉を揉み込む。
❷コンソメを入れた水を煮立て、①の肉をサッとゆでて皿に取る。スープは使うので捨てない。
❸たまねぎはみじん切り、マッシュルームは薄切りにする。鍋にバターを溶かし、たまねぎとマッシュルームを炒め、塩・こしょうで味を調える。
❹③に②のスープを加えてひと煮立ちさせ、①の肉を戻し入れる。
❺レモン汁、塩・こしょうで味を調え、生クリームを加えたらすぐに火を止める。
❻ご飯を器に盛り、⑤とパセリをかける。

バナナケバブ

材料（2人分）
- バナナ……………………1.5本
- 合びき肉…………………150g
- たまねぎ…………………1/2個
- おろししょうが……………小さじ1
- おろしにんにく……………小さじ1
- きざみパセリ……………少々
- カレー粉…………………大さじ1/2
- 塩・こしょう……………少々
- サラダ油…………………大さじ1/2

作り方
❶たまねぎはみじん切りにする。耐熱容器に入れ、ラップをして電子レンジ（500W）で1分程度加熱する。あら熱を取っておく。
❷バナナは5mmくらいの輪切りに、粗く切る。
❸サラダ油以外の材料をすべて合わせ、粘りが出るまでよく練り混ぜる。
❹8～10等分して直径1.5cmくらいの棒状に丸め、サラダ油を引いたフライパンで転がしながら中火でじっくりと火を通す。

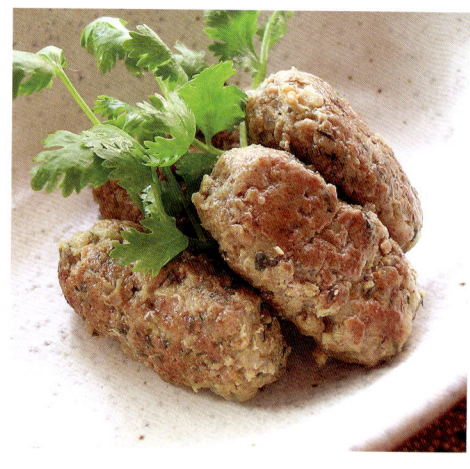

栄養（1人分）
- エネルギー：296kcal
- たんぱく質：16.7g
- 脂質：15.8g
- 炭水化物：21.7g
- カルシウム：35mg
- 鉄：2.3mg
- レチノール当量：23μg
- ビタミンC：19mg
- 食物繊維：2.5g
- 食塩相当量：0.8g

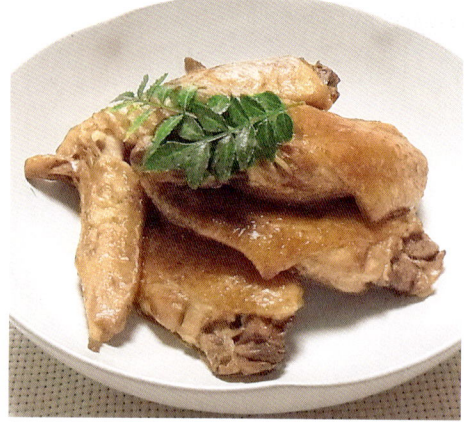

手羽先のお酢煮

材料（2人分）
- 鶏手羽先…………………4本
- しょうが…………………1/2かけ
- にんにく…………………1/2かけ
- しょうゆ…………………40cc
- 酢…………………………50cc
- 砂糖………………………大さじ2強

作り方
❶鶏手羽先は熱湯をかけるか、沸騰した湯で皮の色が変わる程度にサッとゆでる。
❷鍋に鶏肉と薄切りにしたしょうが、にんにく、調味料を入れ、ひたひたになるまで水を加えて、火にかけ煮立てる。
❸煮立ったら弱火にして、30分ほど煮込む。

栄養（1人分）
- エネルギー：297kcal
- たんぱく質：21.2g
- 脂質：16.1g
- 炭水化物：13.5g
- カルシウム：19mg
- 鉄：1.0mg
- レチノール当量：65μg
- ビタミンC：2.4mg
- 食物繊維：0.2g
- 食塩相当量：3.7g

Chapter 4 とっても簡単！
お口にやさしい、やわらかレシピ

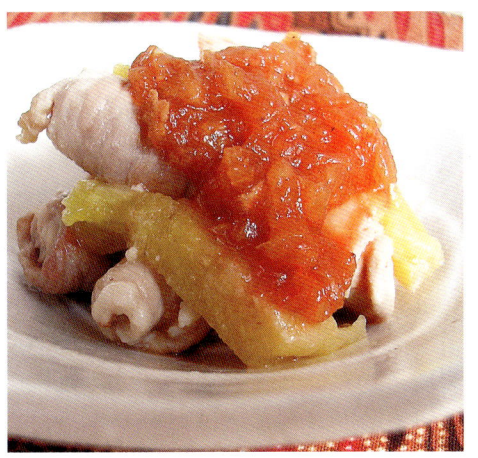

ハワイアン巻き

材料（2人分）
- パイナップル……………1/4個分
- 豚肉（しゃぶしゃぶ用）……160g
- トマトケチャップ…………大さじ1
- ウスターソース……………大さじ1
- しょうゆ……………………大さじ1
- サラダ油……………………大さじ1

作り方
① パイナップルは果肉のやわらかいところを選び、1cm角×4～5cmの棒状に切る。余りは5mm角にきざんでおく。
② 豚肉を1/2の長さに切り、棒状のパイナップルを巻く。
③ 調味料と①できざんだパイナップルを合わせてソースとし、②を1時間ほど漬けておく。
④ サラダ油を引いたフライパンで、③のパイナップルを巻いた豚肉をソテーする。火が通ったら取り出し、ソースをフライパンで煮詰めて上にかける。

栄養（1人分）
- エネルギー：268kcal
- たんぱく質：17.6g
- 脂質：14.7g
- 炭水化物：14.9g
- カルシウム：19mg
- 鉄：1.0mg
- レチノール当量：10μg
- ビタミンC：20mg
- 食物繊維：1.2g
- 食塩相当量：2.3g

鶏の南蛮蒸し

材料（2人分）
- 鶏もも肉……………………1枚
- 塩・こしょう………………少々
- サラダ油……………………適量
- たまねぎ……………………小1個
- 白ごま………………………大さじ1
- A ┌ 砂糖………………………大さじ1
　　│ しょうゆ…………………大さじ2
　　│ 酒…………………………大さじ1
　　└ 酢…………………………大さじ1 1/2
- 鷹の爪（輪切り）…………少々（適宜加減）
- ブロッコリー………………適宜

作り方
① 鶏肉にフォークを刺して繊維を切り、塩・こしょうをする。サラダ油を引いたフライパンで皮面をしっかりと焼く。
② たまねぎを3mmの厚さの薄切りにし、耐熱皿に盛る。①の鶏肉を8mmの厚さにそぎ切りし、寄せてもとの形のまま、たまねぎの上にのせ、フライパンに残った焼き油をかける。ラップをして電子レンジ（500W）で3～4分程度加熱する。
③ ごまをよくすり、Aと鷹の爪を一緒に煮立て、②にかける。ゆでたブロッコリーを添える。

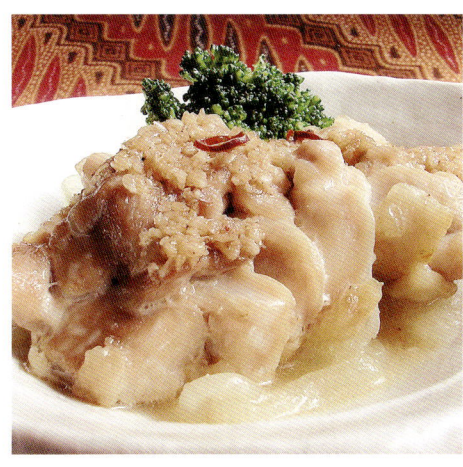

栄養（1人分）
- エネルギー：267kcal
- たんぱく質：17.6g
- 脂質：15.4g
- 炭水化物：12.6g
- カルシウム：67mg
- 鉄：1.2mg
- レチノール当量：48μg
- ビタミンC：20mg
- 食物繊維：2.3g
- 食塩相当量：2.6g

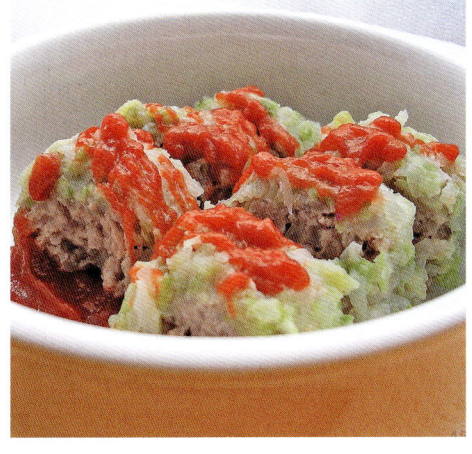

ロールキャベツ

材料（2人分）
- 合びき肉……………………100g
- たまねぎ……………………小1個
- 乾燥パン粉…………………大さじ2
- 牛乳…………………………大さじ2
- キャベツ……………………100g
- 卵白…………………………大さじ1/2
- A ┌ コンソメ…………………1/2個
　　│ トマトケチャップ………大さじ2
　　│ トマト水煮缶……………100g
　　│ ウスターソース…………大さじ1/4
　　└ 砂糖・塩…………………少々

作り方
① たまねぎはみじん切りにして、ラップなしで電子レンジ（500W）で3分程度加熱する。ひき肉をよく練り合わせ、たまねぎと牛乳に浸したパン粉を加える。
② キャベツはよくゆでてみじん切りにし、水気を絞り、卵白と合わせる。
③ 巻きすにラップを敷いて、その上に②のキャベツを薄く敷き、種をのせて直径3～4cmにしっかりと巻く。そのまま5分程度、電子レンジ（500W）で加熱する。
④ Aを合わせ、トマトをつぶし、火にかけ、好みの濃度に煮詰める。
⑤ 巻きす・ラップをはずし、1～2cmの輪切りにする。Aをかける。

栄養（1人分）
- エネルギー：217kcal
- たんぱく質：13.2g
- 脂質：8.8g
- 炭水化物：21.5g
- カルシウム：68mg
- 鉄：1.6mg
- レチノール当量：45μg
- ビタミンC：34mg
- 食物繊維：3.2g
- 食塩相当量：2.2g

やわらかレシピ 1　肉料理

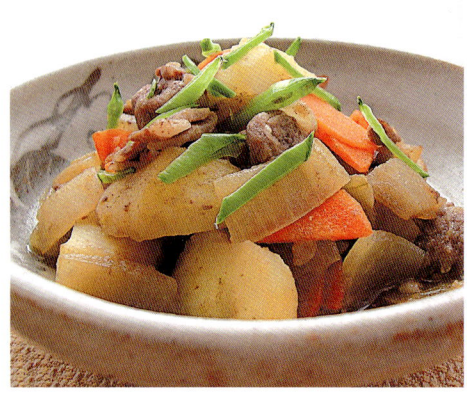

肉じゃが

材料（2人分）
- 牛もも肉（しゃぶしゃぶ用）………70g
- 上新粉………………………大さじ1/2弱
- じゃがいも……………………………1個
- たまねぎ……………………………1/2個
- にんじん……………………………20g
- さやえんどう………………………2枚
- A　だし汁……………100〜200cc
　　砂糖………………………大さじ1/2
　　酒…………………………小さじ2
　　みりん……………………大さじ1/2
　　しょうゆ……………大さじ1 1/3弱

作り方
❶ たまねぎは繊維に垂直に1cm幅に切る。じゃがいもは皮をむき、1口大よりやや大きめ（2.5〜3cm角大）に切る。にんじんは2mm厚のいちょう切りあるいは半月切りにする。
❷ さやえんどうは斜め細切りにしてから、塩を加えた熱湯で青ゆでする。
❸ Aでたまねぎ、じゃがいも、にんじんをゆでる。クッキングシートで落とし蓋をし、鍋蓋を半分ずらし、5〜6分ゆでる。しょうゆを加え、さらに1〜2分ゆでる。
❹ 牛肉は2cm幅に切り、2〜3片ずつつゆるくまとめる。上新粉をまぶし、7〜8分蒸す。
❺ 鍋に牛肉をサッと合わせ、味をなじませ、器へ盛る。さやえんどうを天盛りする。

栄養（1人分）
- エネルギー：298kcal
- たんぱく質：16.4g
- 脂質：12.5g
- 炭水化物：27.6g
- カルシウム：23mg
- 鉄：1.4mg
- レチノール当量：73μg
- ビタミンC：22mg
- 食物繊維：2.4g
- 食塩相当量：1.6g

とんかつ

材料（2人分）
- 豚ロース肉（薄切り）………120g
- 塩・こしょう……………………少々
- 小麦粉・卵・パン粉…………少々
- 揚げ油……………………………適量
- トマトケチャップ…………小さじ4
- 中濃ソース…………………小さじ4

作り方
❶ 豚肉は重ね、包丁で縦・横方向に表裏ともよくたたいて繊維を切る。粘りが出てきたら1cm厚程度に形を整え、塩・こしょうをする。
❷ 薄く小麦粉をまぶし、余分な粉をはたき落としてから、溶き卵、パン粉をつける。180℃の油で1〜2分揚げる。
❸ 油を切って、熱いうちに布巾やラップをかけて蒸らす。
❹ トマトケチャップ、ソースを合わせて水約20ccでのばし、ひと煮立ちさせる。
❺ とんかつを一口大に切り、ソースをまんべんなくかけてしっとりさせる。

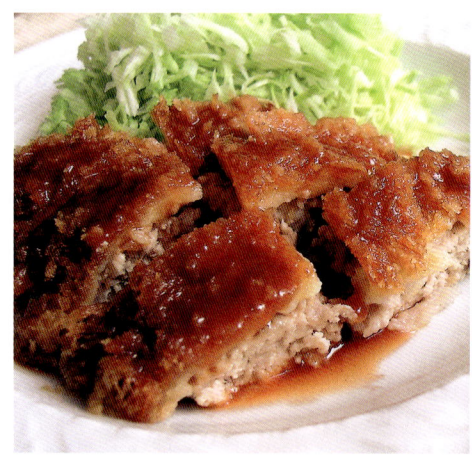

栄養（1人分）
- エネルギー：289kcal
- たんぱく質：13.3g
- 脂質：20.8g
- 炭水化物：9.4g
- カルシウム：13mg
- 鉄：0.5mg
- レチノール当量：18μg
- ビタミンC：2mg
- 食物繊維：0.5g
- 食塩相当量：1.1g

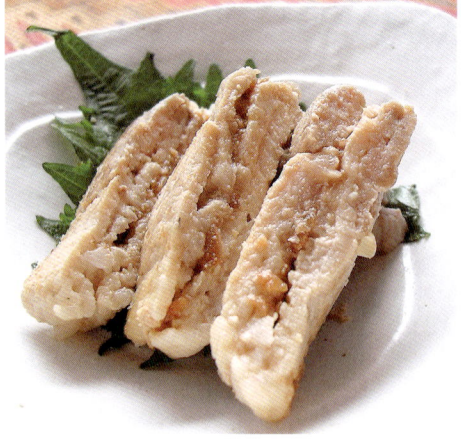

豚肉の梅肉サンド／ロール

材料（2人分）
- 豚もも肉……………4枚（120g程度）
- 梅肉…………………………1個分
- みりん…………………………小さじ1
- みそ…………………………小さじ1/2
- サラダ油………………………適量
- 酒…………………………小さじ1/2
- 大葉……………………………適宜

作り方
❶ 豚肉は2枚重ねてまな板の上におき、縦横に包丁でよくたたく。面を返して同様にたたき、1/2に切って形を整える。
❷ 梅肉にみりんとみそを練り合わせる。

サンドの場合
1/2に切った片方の片面に②を塗り、もう片方で挟む。サラダ油を薄く引いたフライパンで両面に焼き目をつける。酒をふり、蓋をして、蒸し焼きして火を通す。1cm幅に切って大葉とともに盛り付ける。

ロールの場合
②を片面に塗り、ロール状に巻く。ラップで包んで形を整え、電子レンジ（500W）で1.5〜2分程度加熱する。斜め半分に切り、大葉とともに盛り付ける。

栄養（1人分）
- エネルギー：124kcal
- たんぱく質：12.6g
- 脂質：6.2g
- 炭水化物：2.8g
- カルシウム：8mg
- 鉄：0.5mg
- レチノール当量：7μg
- ビタミンC：1mg
- 食物繊維：0.3g
- 食塩相当量：1.4g

Chapter 4 とっても簡単！
お口にやさしい、やわらかレシピ

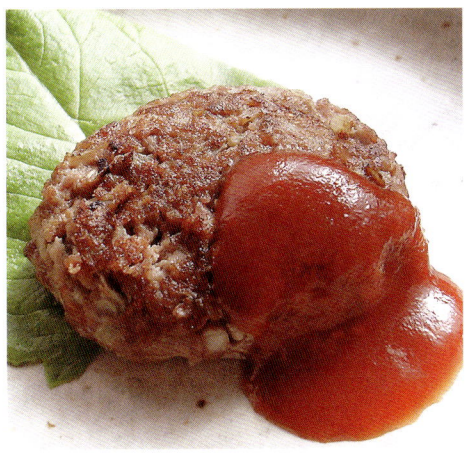

ハンバーグ

材料（2人分）
- 合びき肉⋯⋯⋯⋯⋯⋯⋯120g
- たまねぎ⋯⋯⋯⋯⋯⋯小1/2個
- 麩⋯⋯⋯⋯⋯⋯⋯⋯⋯⋯10g
- 牛乳⋯⋯⋯⋯⋯⋯⋯⋯大さじ4
- 卵⋯⋯⋯⋯⋯⋯⋯⋯⋯⋯20g
- 塩・こしょう⋯⋯⋯⋯⋯⋯少々
- サラダ油⋯⋯⋯⋯⋯⋯小さじ1
- A ┌ コンソメスープ（または湯）
  │ ⋯⋯⋯⋯⋯⋯⋯⋯大さじ1 1/3
  │ トマトケチャップ⋯⋯大さじ2〜3
  └ ソース⋯⋯⋯⋯⋯⋯小さじ1
- サラダ菜⋯⋯⋯⋯⋯⋯⋯⋯適宜

作り方
❶ たまねぎはみじん切りにして炒め、冷ましておく。
❷ 麩は細かくくだき、牛乳に浸してやわらかくしておく。
❸ ひき肉、①のたまねぎ、②の麩、卵を合わせ、粘りが出るまでよくこねる。塩・こしょうで調味し、厚さ1cmほどの小判型にまとめる。
❹ 中央を少しくぼませ、サラダ油を引いたフライパンで焼く。
❺ サラダ菜を敷いた皿に盛り、Aを合わせてかける。

栄養（1人分）
- エネルギー：254kcal
- たんぱく質：15.6g
- 脂質：14.4g
- 炭水化物：13.3g
- カルシウム：55mg
- 鉄：1.7mg
- レチノール当量：44μg
- ビタミンC：6mg
- 食物繊維：1.1g
- 食塩相当量：2.0g

油淋鶏（鶏唐揚げの中華だれがけ）
（ユーリンチー）

材料（2人分）
- 鶏もも肉（唐揚げ用）⋯⋯⋯250g
- 塩⋯⋯⋯⋯⋯⋯⋯⋯⋯小さじ1/4
- 片栗粉⋯⋯⋯⋯⋯⋯⋯⋯適量
- 揚げ油⋯⋯⋯⋯⋯⋯⋯⋯適量
- あさつきのみじん切り⋯⋯2本分
- たれ
  ┌ おろししょうが⋯⋯⋯小さじ1/3
  │ 水⋯⋯⋯⋯⋯⋯⋯⋯小さじ1
  ┤ 酢⋯⋯⋯⋯⋯⋯⋯⋯小さじ1
  │ しょうゆ⋯⋯⋯⋯⋯⋯小さじ1
  └ 砂糖⋯⋯⋯⋯⋯⋯⋯⋯小さじ1
- ラー油、ごま油、おろしにんにく
  ⋯⋯⋯⋯⋯⋯⋯⋯⋯⋯お好みで

作り方
❶ 鶏肉はフォークなどで刺して繊維を切り、水（大さじ2弱）に漬けて揉み込む。肉が水を吸い込んだら塩をふり、片栗粉をまぶす。
❷ ①を170℃前後の油で中まで火が通るように揚げる。
❸ たれの材料を合わせる。
❹ ②にたれを全体的にかけ、あさつきのみじん切りを天盛りする。

栄養（1人分）
- エネルギー：361kcal
- たんぱく質：21.0g
- 脂質：26.0g
- 炭水化物：7.0g
- カルシウム：9mg
- 鉄：0.6mg
- レチノール当量：51μg
- ビタミンC：5mg
- 食物繊維：0.1g
- 食塩相当量：1.2g

牛すね肉とれんこんの中華煮

材料（2人分）
- 牛すね肉⋯⋯⋯⋯⋯⋯⋯200g
- 水⋯⋯⋯⋯⋯⋯⋯⋯⋯500cc
- 香味野菜
  ┌ ローリエ1枚、八角1個、しょうがのみ
  └ じん切り小さじ1〜2、にんにく適量
- たまねぎ⋯⋯⋯⋯⋯⋯中1/2個
- サラダ油⋯⋯⋯⋯⋯⋯⋯⋯適量
- れんこん⋯⋯⋯⋯⋯⋯⋯150g
- しめじ⋯⋯⋯⋯⋯⋯⋯⋯25g
- A ┌ 砂糖⋯⋯⋯⋯⋯⋯小さじ1
  └ しょうゆ⋯⋯⋯⋯小さじ4
- B ┌ オイスターソース⋯⋯大さじ1/2
  └ しょうゆ⋯⋯⋯⋯⋯小さじ1
- 塩・こしょう⋯⋯⋯⋯⋯⋯少々

作り方
❶ たまねぎはくし形に切り、さらに縦半分に切る。サラダ油で炒める。
❷ 牛肉は熱湯で1分ほどゆで、取り出してひと口大に切る。
❸ ①と②と水、香味野菜を鍋に入れ、ひと煮立ち後、2時間以上弱火で煮込む。
❹ れんこんを縦4〜6つに割り、ビニール袋に入れて、すりこぎなどでたたいて繊維を壊してからひと口大に切る。
❺ ③に④と小房に分けたしめじ、Aを加えて15分ほど煮込む。
❻ アクを取り除き、Bを加えてさらに15分ほど煮込む。塩・こしょうで味を調える。

栄養（1人分）
- エネルギー：295kcal
- たんぱく質：32.0g
- 脂質：10.0g
- 炭水化物：22.0g
- カルシウム：46mg
- 鉄：1.5mg
- レチノール当量：0μg
- ビタミンC：5mg
- 食物繊維：0.1g
- 食塩相当量：1.2g

31

やわらかレシピ 2

魚料理

魚は、良質な動物性たんぱく質を多く含む食品。
肉や卵には、あまり含まれていない不飽和脂肪酸（DHA、EPA）が多く含まれています。
DHAは脳や神経組織の機能を維持するとともに、LDLコレステロールを減少させ、EPAは血液をサラサラに。
カルシウム、脂溶性ビタミン（A、D、E）も多く含みますので、積極的に取りたい食品です。

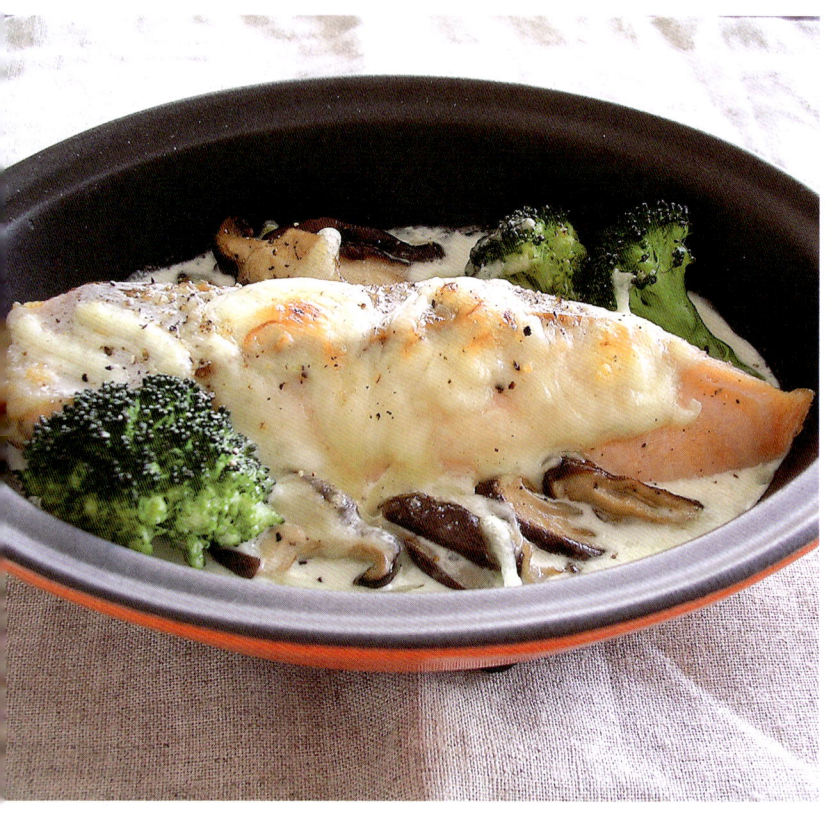

塩鮭のクリーム焼き

材料（2人分）
- 塩鮭……………………2切れ
- 酒（白ワイン）……………大さじ2
- たまねぎ…………………1/2個
- しいたけ…………………2枚
- ゆでブロッコリー…………小房4個
- 生クリーム………………100cc
- ピザ用チーズ……………適量
- レモン汁…………………少々
- サラダ油…………………少々
- 塩・こしょう………………少々

作り方
① たまねぎは繊維に対して垂直に（横方向に）薄切りする。しいたけは薄切りし、それぞれ火が通るまで炒める。
② 鍋に鮭が浸る程度の湯を沸かし、酒を加えて、塩鮭を5分ほどゆでる。鍋から鮭を取り出し、骨と皮を取り除く。
③ 耐熱皿に①のたまねぎを敷き、その上に塩鮭、しいたけ、ブロッコリーを盛り付け、レモン汁、こしょうをふる。生クリームを上から注ぎ、チーズをのせる。
④ オーブントースターで、チーズが溶けて焼き色がつくまで7分程度加熱する。

オーブントースターで簡単調理！
野菜の水分とうまみで
鮭がしっとり仕上がります。

POINT
- ピザ用チーズは、焼きすぎたり冷めたりすると硬くなってしまう。代わりに粉チーズを利用してもよい。
- ほうれん草やさやいんげん、じゃがいもなどもよく合う。

栄養（1人分）
- エネルギー：457kcal
- たんぱく質：25.0g
- 脂質：38.8g
- 炭水化物：8.2g
- カルシウム：99mg
- 鉄：0.7mg
- レチノール当量：58μg
- ビタミンC：21mg
- 食物繊維：2.3g
- 食塩相当量：2.0g

Chapter 4 とっても簡単！お口にやさしい、やわらかレシピ

鮭しゅうまい

材料（2人分）
- 鮭……………………1切れ
- 酒……………………大さじ1/2
- たまねぎ……………1/4個
- 干ししいたけ………1枚
- 里いも（冷凍）………1個
- しゅうまいの皮……適宜
- A
  - 溶き卵……………1/4個分
  - 片栗粉……………大さじ3/4
  - 砂糖………………小さじ1/4
  - 塩…………………少々
  - ごま油……………小さじ1/2
  - おろししょうが……小さじ1/2

作り方
1. 干ししいたけはぬるま湯で戻しておく。里いもは解凍しておく。
2. 鍋に湯を沸かし、鮭をゆでる。八分通り火が通ったら、皮と骨を除き、身を粗くほぐす。
3. 水1/2カップに酒大さじ1/2を加えて煮立て、①の鮭を入れて水分が少なくなるまで炒り煮する。
4. たまねぎ、戻した干ししいたけ、解凍した里いもを粗くきざみ、フードプロセッサーでみじん切りにする。さらに③の鮭とAを加えてよく合わせる。
5. ④をしゅうまいの皮で包み、ごま油を引いた蒸し器で、強火で8～10分ほど蒸す。

POINT
- 蒸した後は、冷まして冷凍保存できる。まとめてつくりおきしておくと便利。
- 甘塩鮭でもよい。その場合はAの塩を除く。
- お好みで辛子じょうゆや酢じょうゆをつけてもおいしい。

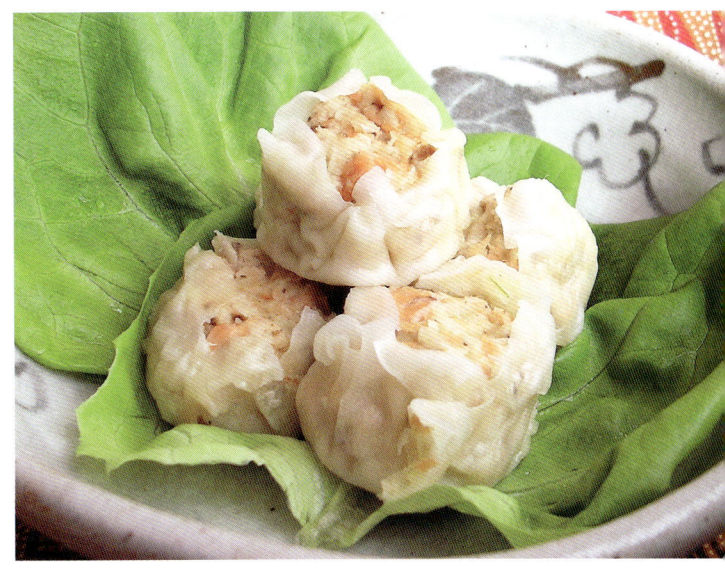

パサつきやすい鮭。
つなぎを使ってなめらかに。

栄養（1人分）
- エネルギー：147kcal
- たんぱく質：11.6g
- 脂質：3.6g
- 炭水化物：16.0g
- カルシウム：19mg
- 鉄：0.6mg
- レチノール当量：14μg
- ビタミンC：3mg
- 食物繊維：1.7g
- 食塩相当量：0.6g

たらと白菜のレンジ蒸し

材料（2人分）
- 生たら………………2切れ
- 白菜…………………2～3枚
- しいたけ……………小4枚
- ハムまたはベーコン…10g
- 酒……………………小さじ2
- 薄口しょうゆ………小さじ1
- こしょう……………少々
- バター………………6g

作り方
1. 白菜は縦に半分～1/3に切り、芯の部分は細切り、葉の部分は1cm幅にざく切りする。このとき繊維に垂直に切る。
2. しいたけは薄切り、ハムはしいたけと長さを合わせて5mm幅に切る。
3. 深めの耐熱皿に白菜を芯の部分、葉の部分の順に敷く。その上にたらをのせ、酒、しょうゆ、こしょうをふる。
4. たらとその周囲に、しいたけとハムをのせ、バターをたらの上に3ヵ所程度に分けてのせる。
5. ゆるくラップをかけ、たらに火が通り白菜がしんなりするまで電子レンジ（500W）で5～7分程度加熱する。

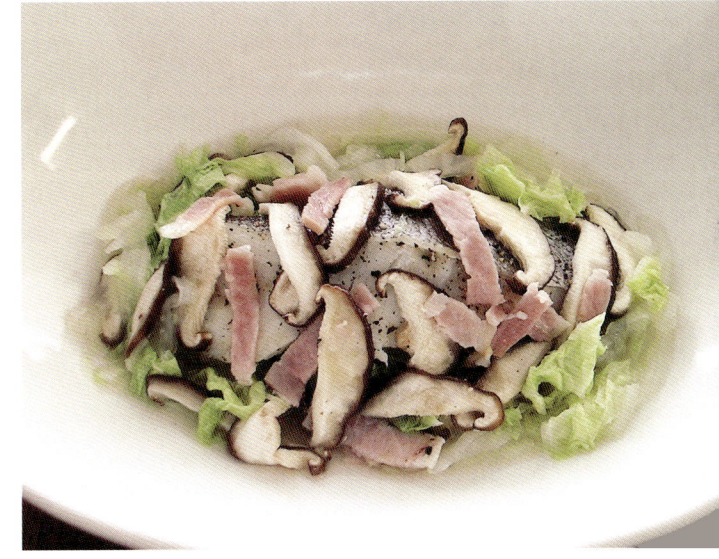

白菜の水分でたらがしっとり。
温野菜をたっぷりどうぞ！

POINT
- 甘塩たらでもよい。その場合は、③でしょうゆを除く。
- 白菜は多めのほうがおいしい。蒸す前はボリュームがあっても、蒸すとかさが減る。

栄養（1人分）
- エネルギー：251kcal
- たんぱく質：27.0g
- 脂質：13.0g
- 炭水化物：6.5g
- カルシウム：86mg
- 鉄：1.0mg
- レチノール当量：32μg
- ビタミンC：63mg
- 食物繊維：2.3g
- 食塩相当量：2.6g

やわらかレシピ 2　魚料理

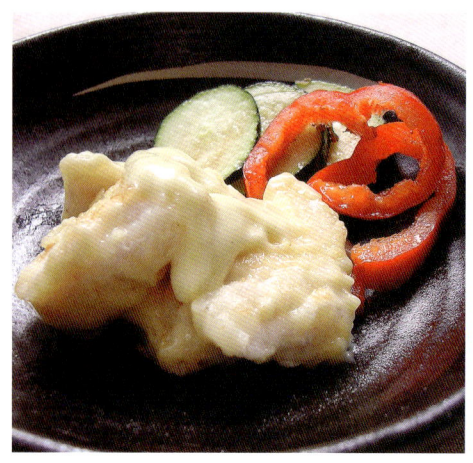

めかじきのわさびマヨネーズ和え

材料（2人分）
- めかじき切り身……………2切れ
- A［マヨネーズ…………大さじ2
　　練りわさび
　　　………小さじ1/2（お好みで調節）］
- 付け合わせ（お好みで）
　［ズッキーニ………………30g
　　赤パプリカ………………20g］
- 塩・こしょう………………少々
- 小麦粉・サラダ油…………適量

作り方
1. めかじきは一口大のそぎ切りにして塩・こしょうをし、小麦粉をまぶして、多めのサラダ油で焼く。
2. Aを混ぜ合わせ、①のめかじきとざっくり和えて器に盛る。
3. ズッキーニは5mm厚の輪切り、赤パプリカは3mm幅に切り、塩・こしょうをして焼き、②に添える。

栄養（1人分）
- エネルギー：237kcal
- たんぱく質：15.0g
- 脂質：18.0g
- 炭水化物：3.0g
- カルシウム：9mg
- 鉄：0.6mg
- レチノール当量：572μg
- ビタミンC：21mg
- 食物繊維：0.4g
- 食塩相当量：2.0g

焼きさわらの煮浸し

材料（2人分）
- さわら切り身………………2切れ
- ねぎ…………………………1/2本
- A［だし汁…………………100cc
　　薄口しょうゆ………大さじ1
　　塩・サラダ油…………少々］

作り方
1. さわらは3～4cm幅に切り、サラダ油を引いた鍋で軽く焼く。表面全体に火が通り、皮に焼き色がついて少しカリッとしたら取り出す。内側には火が通っていなくてもかまわない。
2. ねぎは1cm長さの斜め切りにし、①の鍋で続けて軽く炒める。
3. ②にAを加え、煮立ったら火を弱めて①のさわらを入れて煮る。さわらに火が通り、ねぎがやわらかくなったら器に盛る。

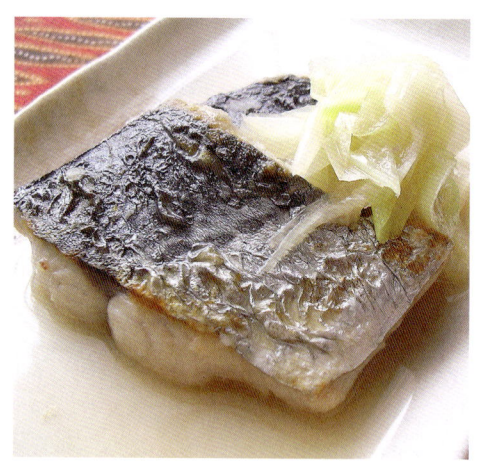

栄養（1人分）
- エネルギー：163kcal
- たんぱく質：17.0g
- 脂質：9.0g
- 炭水化物：2.5g
- カルシウム：21mg
- 鉄：0.8mg
- レチノール当量：20μg
- ビタミンC：3mg
- 食物繊維：0.6g
- 食塩相当量：1.5g

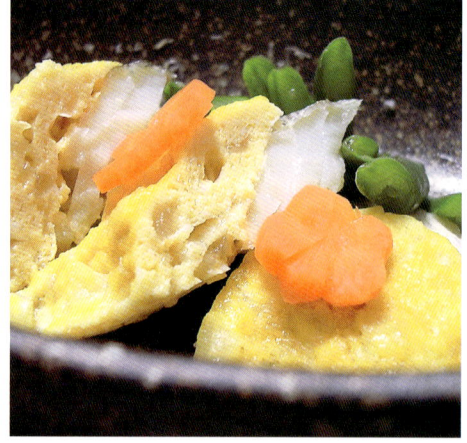

たらの黄金蒸し

材料（2人分）
- まだら（骨抜き）……………80g
- A［みりん…………………小さじ1
　　しょうゆ………………小さじ2
　　おろししょうが…………少々］
- たまねぎ……………………1/2個
- 卵……………………………1個
- B［酒……………………小さじ1強
　　しょうゆ・塩……………少々
　　砂糖……………………小さじ1強］
- サラダ油……………………少々
- だし汁………………………50cc（適宜）

作り方
1. たらにAをふりかけておく。
2. たまねぎはみじん切りにし、サラダ油を引いたフライパンでしんなりとするまで炒める。
3. 卵をよく溶き、Bを加えて調味し、②のフライパンに流し入れて、ふんわりとしたやわらかい炒り卵をつくる。
4. 耐熱容器にたらを並べ、③の炒り卵を上にのせる。だし汁を張り、ラップをして電子レンジ（500W）で、3分程度加熱する。

栄養（1人分）
- エネルギー：120kcal
- たんぱく質：11.2g
- 脂質：3.7g
- 炭水化物：9.3g
- カルシウム：39mg
- 鉄：0.8mg
- レチノール当量：41μg
- ビタミンC：4mg
- 食物繊維：0.8g
- 食塩相当量：1.3g

Chapter 4 とっても簡単！
お口にやさしい、やわらかレシピ

きす天ぷらおろし煮

材料（2人分）
- きす……………………4尾
- 衣（卵液）
  - 溶き卵……………1/2個分
  - 冷水………………1/3カップ
  - 小麦粉……………1/2カップ
- 揚げ油……………………適量
- 煮汁
  - みりん……………大さじ2
  - しょうゆ…………大さじ2
  - だし汁……………1/2カップ
- 大根………………………200g
- 青のり……………………適量

作り方
1. 衣の材料をさっくりと合わせる。開いたきすの水気をふき取り、小麦粉（分量外）をはたいてから衣をつけ、180℃の油で揚げる。
2. 煮汁を煮立て、油を切った天ぷらを入れてサッと煮る。
3. 大根はおろして水気を切っておく。②に加えてひと煮立ちさせ、青のりをふる。

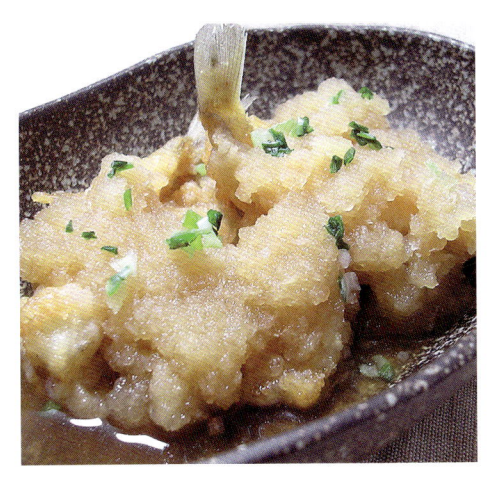

栄養（1人分）
- エネルギー：191kcal
- たんぱく質：10.0g
- 脂質：8.4g
- 炭水化物：17.8g
- カルシウム：48mg
- 鉄：0.7mg
- レチノール当量：12μg
- ビタミンC：12mg
- 食物繊維：1.7g
- 食塩相当量：1.1g

すり身団子の野菜あんかけ

材料（2人分）
- 白身魚すり身……………120g
- 塩…………………………少々
- 卵白………………………1/4個分
- A
  - 酒…………………小さじ1弱
  - みりん……………小さじ2/3
- にんじん…………………30g
- ピーマン…………………1/2個
- たまねぎ…………………1/2個
- 生しいたけ………………2枚
- 鶏がらだし汁……………100cc
- B
  - 砂糖………………大さじ1
  - サラダ油…………大さじ1/2
  - 酢…………………大さじ1
  - しょうゆ…………小さじ2
- 水溶き片栗粉……片栗粉・水 各大さじ1

作り方
1. すり身に塩を加え、すり鉢でよくすり、なめらかにする。卵白を加え、さらによくする。Aを加えて調味する。
2. ①を6等分にして団子状にまとめ、沸騰した湯でゆでる。
3. にんじん、ピーマン、たまねぎ、しいたけはせん切りにし、鍋に少量のサラダ油を引いて炒める。
4. しんなりしてきたら、だし汁を加え、やわらかく煮る。
5. Bを加え、すり身団子を加える。
6. 水溶き片栗粉でとろみをつける。

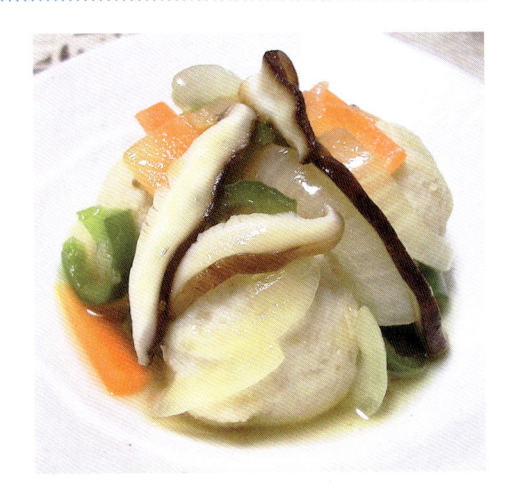

栄養（1人分）
- エネルギー：174kcal
- たんぱく質：11.6g
- 脂質：3.6g
- 炭水化物：22.5g
- カルシウム：41mg
- 鉄：0.8mg
- レチノール当量：138μg
- ビタミンC：12mg
- 食物繊維：2.0g
- 食塩相当量：1.3g

真鯛のブイヤベース仕立て

材料（2人分）
- 真鯛…………………………2切れ
- たまねぎ……………………1/4個
- じゃがいも…………………小1個
- トマト………………………1個
- サフラン……………………小さじ1
- 白ワイン……………………大さじ2
- オリーブオイル……………大さじ1
- にんにく（スライス）………適量
- 白ワイン……………………1/4カップ
- 水……………………………1 1/2カップ
- 塩……………………………小さじ1/2
- こしょう……………………少々

作り方
1. サフランは、白ワイン大さじ2で戻しておく。
2. たまねぎは薄切り、じゃがいもは薄いいちょう切りにする。トマトは湯むきし、種を除いて1cm程度の角切りにする。
3. 魚は骨を取り除き、塩（分量外）、こしょうをふっておく。
4. 鍋にオリーブオイルを引き、にんにく、たまねぎを弱火で炒める。たまねぎに火が通ったらじゃがいもを加え、油がなじんだら水と白ワイン1/4カップ、サフラン（戻し汁ごと）を入れ、中火で20分ほど煮る。
5. トマトを加えてひと煮立ちさせてから、魚を入れ、5～8分ほど煮て火を通す。塩とこしょうで調味する。

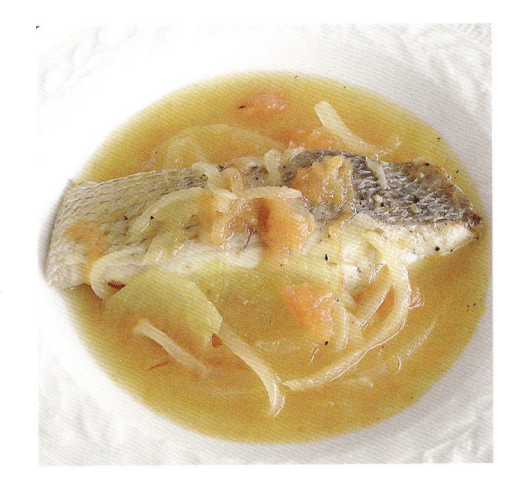

栄養（1人分）
- エネルギー：309kcal
- たんぱく質：19.0g
- 脂質：15.0g
- 炭水化物：16.0g
- カルシウム：28mg
- 鉄：10.7mg
- レチノール当量：55μg
- ビタミンC：28mg
- 食物繊維：2.4g
- 食塩相当量：1.6g

やわらかレシピ 2　魚料理

さわらの菜の花蒸し

材料（2人分）
- さわら……………………2切れ
- A ┌ 薄口しょうゆ…………小さじ2
    ├ みりん………………小さじ2
    └ 酒……………………小さじ1
- ほうれん草……………………30g
- 卵………………………………1個
- 砂糖…………………………小さじ1/3
- 塩………………………………少々
- マヨネーズ……………大さじ1/2～1
- 練りからし……………………小さじ1/2

作り方
1. さわらは骨を除き、Aに10～20分ほど漬けて下味をつけ、焼く。
2. ほうれん草は青ゆでし、水気を切ってみじん切りにする。
3. 卵をよく溶いて、砂糖と塩で調味し、強火で色よく炒る。
4. ③を少し冷ましてから、マヨネーズと練りからしを合わせ、②を和える。①の上におおうようにのせる。ラップをして、電子レンジ（500W）で3分程度加熱して蒸す。

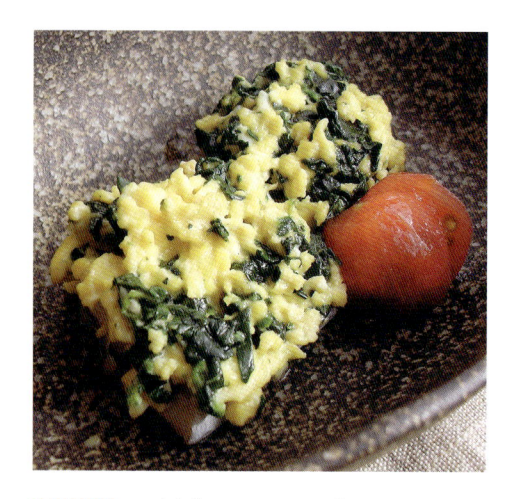

栄養（1人分）
- エネルギー：210kcal
- たんぱく質：17.5g
- 脂質：11.9g
- 炭水化物：5.7g
- カルシウム：30mg
- 鉄：1.4mg
- レチノール当量：93μg
- ビタミンC：5mg
- 食物繊維：0.4g
- 食塩相当量：1.4g

ぶり大根

材料（2人分）
- ぶりあら………………………200g
- 大根……………………………300g
- 酒………………………………90cc
- 水………………………………90cc
- 濃口しょうゆ…………………大さじ2
- みりん…………………………大さじ2

作り方
1. あらは食べやすく切る。ざるに並べて熱湯を回しかけ、冷水に取って血やうろこを除いて水気をふき取る。
2. 大根は皮をむき、7mmの厚さのいちょう切りにし、透き通るまで下ゆでする。
3. 鍋に調味料を煮立て、あらを入れてひと煮立ちさせる。
4. アクを除き、あらの上に大根を並べる。落とし蓋をして、弱火で15～20分ほど煮含める。

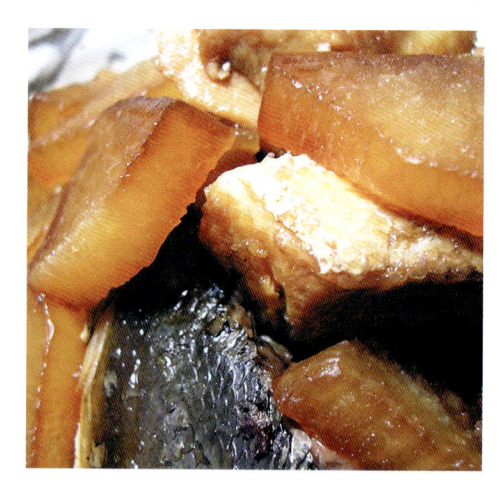

栄養（1人分）
- エネルギー：257kcal
- たんぱく質：12.9g
- 脂質：9.0g
- 炭水化物：20.0g
- カルシウム：44mg
- 鉄：1.3mg
- レチノール当量：25μg
- ビタミンC：18mg
- 食物繊維：2.0g
- 食塩相当量：2.7g

たらフライのトマトソースかけ

材料（2人分）
- たら……………………………2切れ
- 塩・こしょう……………………少々
- 小麦粉・卵液・パン粉………適量
- 揚げ油…………………………適量
- トマト（ホール缶詰）………4個分
- 中濃ソース……………………大さじ1
- トマトケチャップ……………大さじ1
- パセリ……………………………少々

作り方
1. たらは骨がないことを確認し、塩・こしょうをして15分ほどおいて下味をつける。
2. パン粉はざるなどの網目を利用して細かくふるう。
3. 小麦粉をまぶして余分な粉をはたき、卵液にくぐらせてから、②のパン粉をつけ、180℃の油で揚げる。網敷きバットかキッチンペーパーなどで油を切りながら、乾いた布巾やキッチンペーパーをかぶせて蒸らす。
4. トマト4個分を粗く8mm角程度にきざみ、フライパンか鍋で加熱する。煮詰まり始めたら、中濃ソース、トマトケチャップを加え、よく合わせる。ソースやケチャップの分量は好みで調節する。
5. フライを1cm幅に切って器に盛り付け、トマトソースを上からかけて、最後にきざんだパセリをふりかける。

栄養（1人分）
- エネルギー：257kcal
- たんぱく質：16.9g
- 脂質：13.3g
- 炭水化物：15.9g
- カルシウム：49mg
- 鉄：0.9mg
- レチノール当量：54μg
- ビタミンC：10mg
- 食物繊維：1.3g
- 食塩相当量：2.0g

Chapter 4 とっても簡単！
お口にやさしい、やわらかレシピ

りんごとほたてのマヨネーズ和え

材料(2人分)
- りんご……………………小1/2個
- ほたて(刺身用)……………6枚
- たまねぎ……………………1/2個
- サラダ油…………………大さじ1/2
- マヨネーズ…………………大さじ2
- レモン汁…………………大さじ2/3
- 塩・こしょう………………少々
- パセリ………………………適量

作り方
❶りんごは1/8カットのくし切りにしてから、薄切りにする。たまねぎも薄切りにする。
❷ほたては半分の厚さにそぎ切りにする。
❸サラダ油を引いたフライパンで、りんごとたまねぎをサッと炒める。少ししんなりしてきたらほたてを加え、表面の色が変わったら取り出し、あら熱を取ってから冷やしておく。
❹調味料を合わせて③を和え、きざんだパセリを散らす。

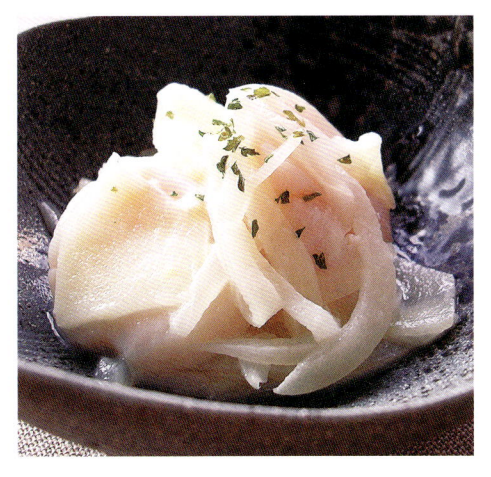

栄養(1人分)
- エネルギー：232kcal
- たんぱく質：11.6g
- 脂質：14.0g
- 炭水化物：15.4g
- カルシウム：18mg
- 鉄：0.3mg
- レチノール当量：4μg
- ビタミンC：8mg
- 食物繊維：1.6g
- 食塩相当量：0.5g

まぐろのたたき風

材料(2人分)
- 刺身用まぐろ
  (サクまたはブロック)……160g
- たまねぎ……………………1/4個
- サラダ油……………………少々
- しょうゆ…………………大さじ1
- みりん……………………大さじ1
- 塩・こしょう………………少々
- オリーブオイル…………小さじ1〜2
- 白すりごま………………小さじ1
- サラダ菜……………………4枚

作り方
❶たまねぎはスライサーなどで薄切りにし、サラダ油を引いたフライパンでしんなりするまで炒める。しょうゆ、みりんを加え、煮立ったらボールに移す。
❷まぐろの表面に塩・こしょうをふる。オリーブオイルを熱したフライパンに入れ、中火で両面を各1分程度焼いて取り出し、1〜1.5cm幅に切る。
❸器にサラダ菜を敷き、その上にまぐろを盛り付ける。①のたまねぎソースをかけ、白すりごまをふりかける。

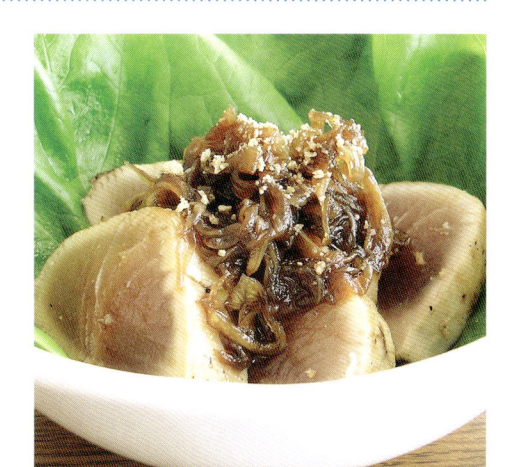

栄養(1人分)
- エネルギー：188kcal
- たんぱく質：20.0g
- 脂質：8.0g
- 炭水化物：9.0g
- カルシウム：39mg
- 鉄：2.1mg
- レチノール当量：54μg
- ビタミンC：6mg
- 食物繊維：1.0g
- 食塩相当量：2.2g

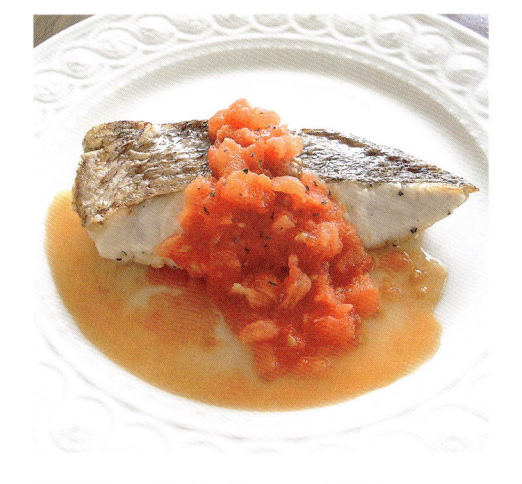

白身魚のトマトソース

材料(2人分)
- 白身魚(たい、たらなど)…2切れ
- 塩・こしょう………………少々
- 小麦粉………………………適量
- バター………………………4g
- サラダ油…………………小さじ1/2
- パセリ………………………少々
- トマトソース
  - トマト……………………小2個
  - たまねぎ…………………小1/2個
  - バター……………………4g
  - 塩…………………………少々
  - レモン汁…………………大さじ1

作り方
❶たまねぎはみじん切り、トマトは湯むきして1cm角程度に粗きざみする。
❷鍋でバターを溶かし、たまねぎを焦げないように炒める。しんなりしてきたら、トマトを加え、弱火でトマトがやわらかくなるまで煮る。塩、レモン汁で調味する。
❸魚に塩・こしょうをふり、小麦粉を薄くはたく。フライパンにサラダ油とバターを入れて熱し、魚を表面から焼く。色づいたら裏返し、蓋をして焦げないように気をつけながら中まで火を通す。
❹皿に魚を盛り付け、②のトマトソースをかけて、きざんだパセリを散らす。

栄養(1人分)
- エネルギー：281kcal
- たんぱく質：18.9g
- 脂質：17.3g
- 炭水化物：11.5g
- カルシウム：28mg
- 鉄：0.5mg
- レチノール当量：105μg
- ビタミンC：27mg
- 食物繊維：1.9g
- 食塩相当量：1.1g

やわらかレシピ 3

野菜・海藻

野菜はビタミン類、海藻はカルシウムなどのミネラル分を多く含みます。
ビタミンやミネラルは、他の食品から取った炭水化物、たんぱく質などを効率よく機能させる重要な成分です。
また野菜・海藻には、腸の健康にとっては欠かせない食物繊維も豊富に含まれています。
炭水化物、たんぱく質とともに、食事に積極的に取り入れてください。

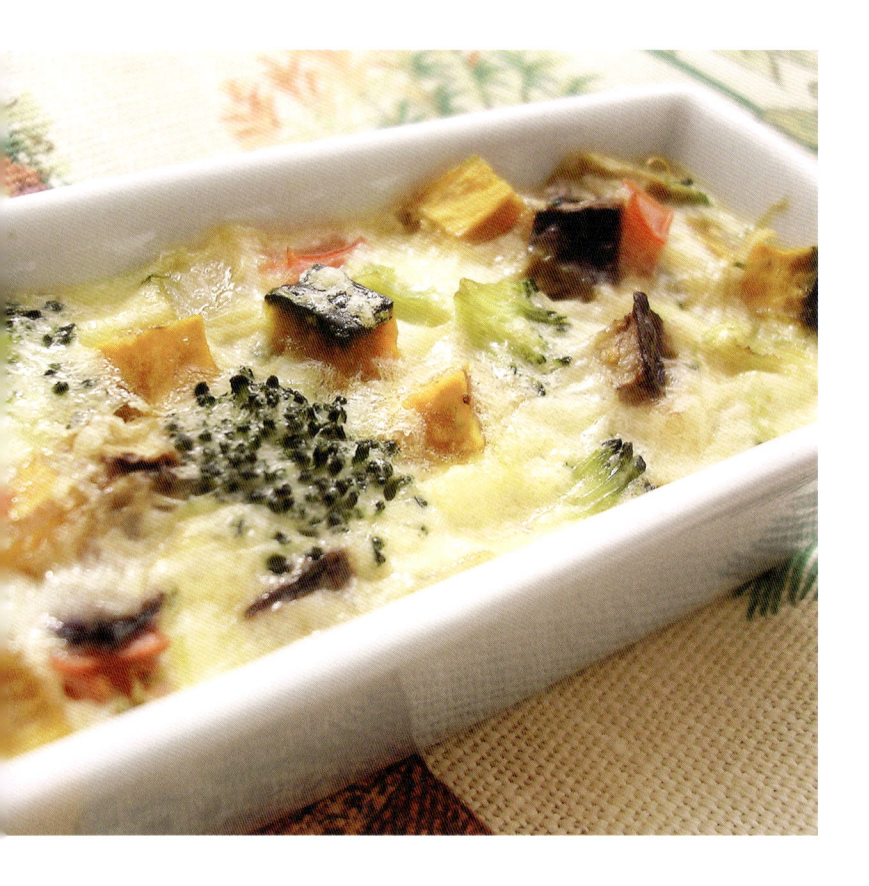

野菜たっぷりフラン

材料（2人分）
- 具（合計150g程度）
  - たまねぎ……………………20g
  - なす…………………………20g
  - オリーブオイル……………適量
  - ブロッコリー………………30g
  - かぼちゃ……………………30g
  - アボカド……………………30g
  - トマト………………………20g

- 卵液
  - 卵……………………………1個
  - 牛乳…………………………大さじ4
  - 生クリーム…………………大さじ2
  - みりん………………………小さじ1
  - 塩・こしょう………………少々
  - 粉チーズ……………………小さじ1

作り方
❶ たまねぎ、なすは1cm角程度に切り、オリーブオイルでしんなりするまで炒める。
❷ ブロッコリーはゆでて、1cm以下にきざむ。花蕾部分がバラバラになってもかまわない。アボカド、トマトも1cm角に切る。トマトの種は除く。
❸ かぼちゃは蒸すか電子レンジでやわらかくしてから、1cm角に切る。
❹ 粉チーズ以外の卵液の材料をよく合わせてこした後、粉チーズを加える。
❺ 耐熱皿に具を入れ、具が少し見える程度に❹を流し入れる。濡れ布巾の上でトントンと軽く落として空気を抜いておく。オーブンを160℃に設定し、15分程度加熱する。

お口にやさしい洋風茶碗蒸し。
良質なたんぱく質、カルシウムも
豊富でおすすめ！

POINT
- 加熱は電子レンジでもよいが、少しやわらかく仕上がる。加熱時間は茶碗蒸しを目安にするとよい。

栄養（1人分）
- エネルギー：215kcal
- たんぱく質：7.0g
- 脂質：16.0g
- 炭水化物：10.0g
- カルシウム：103mg
- 鉄：0.8mg
- レチノール当量：18μg
- ビタミンC：18mg
- 食物繊維：2.4g
- 食塩相当量：1.2g

Chapter 4 とっても簡単！
お口にやさしい、やわらかレシピ

野菜もち

材料(約3人分)
- 大根……………100g
- にんじん…………50g
- ベーコン…………20g
- さくらえび………大さじ12
- こねぎ……………1〜2本
- サラダ油…………大さじ1
- 白玉粉……………1/4カップ
- 水…………………25cc
- 上新粉……………1/2カップ
- ぬるま湯…………40cc
- 砂糖………………小さじ1/4
- しょうゆ…………少々
- サラダ油…………適量
- こねぎ・大根おろし・しょうゆ
　…………………適宜

作り方
1. 大根とにんじんはせん切りにし、小さじ1の塩（分量外）で揉む。水洗いをして、水気を切る。
2. ベーコンはせん切り、さくらえびはみじん切り、こねぎは小口切りにする。
3. ①と②をサラダ油を引いたフライパンで炒める。しんなりしたら、あら熱を取り、汁気を切っておく。
4. 白玉粉に水を数回に分けて加え、粒々がなくなるまで練る。
5. 別のボウルで、湯に砂糖としょうゆを加え、溶かしたものを、上新粉に少しずつ加えて練る。
6. ④と⑤をよく練り合わせ、③を加えてまとめる。0.5〜1cm厚さの板状にのばし、ラップをして蒸し器で30〜40分ほど蒸す。
7. あら熱を取ってから切り分けて、サラダ油を引いたフライパンで焼く。
8. 小口切りしたこねぎを散らし、大根おろし、しょうゆを添える。

※普通のもちほどではないが、熱々は比較的粘りがある。また、冷めすぎると硬くなるため、適度に冷ますと食べやすい。少し冷まして小さめに切り、大根おろしと和えるとより食べやすくなる。

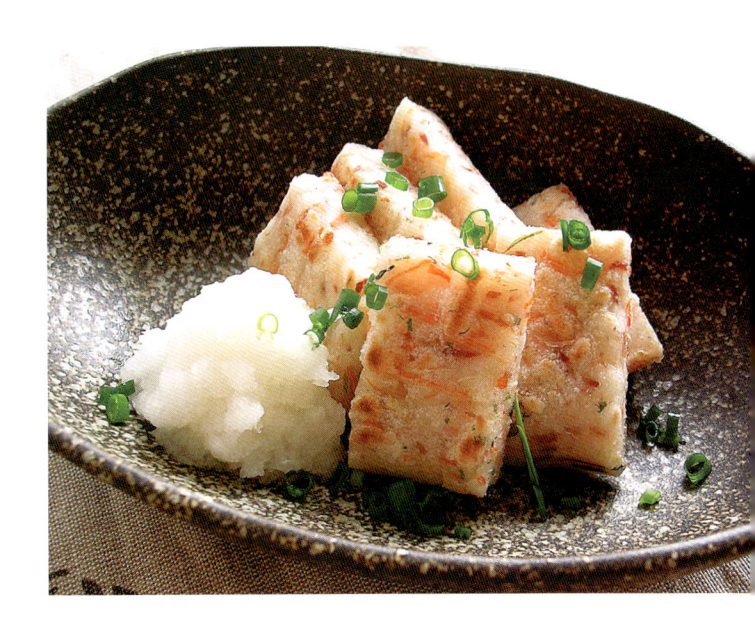

彩りよい手作り大根もちで食物繊維やカルシウムも。

栄養（1人分）
- エネルギー：216kcal
- たんぱく質：8.5g
- 脂質：7.4g
- 炭水化物：27.5g
- カルシウム：180mg
- 鉄：0.8mg
- レチノール当量：123μg
- ビタミンC：8mg
- 食物繊維：1.2g
- 食塩相当量：0.8g

きゅうりとわかめの酢の物

材料(2人分)
- きゅうり…………1本
- わかめ（生または戻したもの）
　…………………8g
- だし汁……………小さじ1
- 薄口しょうゆ……小さじ1
- 煮切りみりん……小さじ2
- 酢…………………大さじ1
- 塩…………………少々
- しらす……………少々

作り方
1. きゅうりは板ずりして水洗いし、ヘタを取る。水気をふき取ってから蛇腹に切り、1cm幅に切り分ける。
2. わかめは1cm幅に切る。
3. 合わせ酢の調味料を合わせる。
4. 食べる直前に、合わせ酢ときゅうりと水気を切ったわかめを和え、器に盛る。
5. しらすを天盛りする。

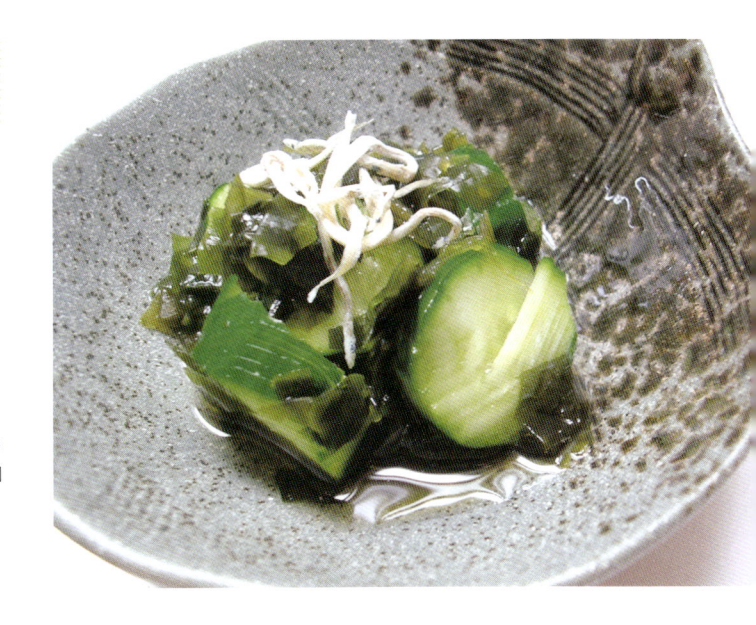

POINT
- 板ずりは、色をきれいにするだけでなく、いぼを取り、皮を少ししんなりさせることができる。
- 生わかめを使用する場合は、一度さっと熱湯にくぐらせ、水に取る。雑菌を取り除くことで、色鮮やかになるが、ゆですぎるとぬめるので注意。

板ずりと切り方の工夫で食感をグッとソフトに。

栄養（1人分）
- エネルギー：24kcal
- たんぱく質：0.9g
- 脂質：0.1g
- 炭水化物：4.9g
- カルシウム：14mg
- 鉄：0.2mg
- レチノール当量：12μg
- ビタミンC：5mg
- 食物繊維：0.5g
- 食塩相当量：1.2g

やわらかレシピ 3 野菜・海藻

白菜サラダ

材料(2人分)
- 白菜 ………………… 大きめの葉1枚程度
- にんじん ………………… 10g
- レーズン ………………… 小さじ2
- フレンチドレッシング …… 大さじ2

作り方
① レーズンは熱湯でサッと洗ってから、湯に浸して戻しておく。やわらかくなったら、粗くみじん切りする。
② 白菜の葉の部分はざく切り、芯の部分は薄くそぎ切りしてから、せん切りにする。にんじんはスライサーなどで薄切りし、5mm幅に切っておく。
③ 白菜、にんじん、レーズンを彩りよく合わせ、食べる直前にドレッシングをかける。

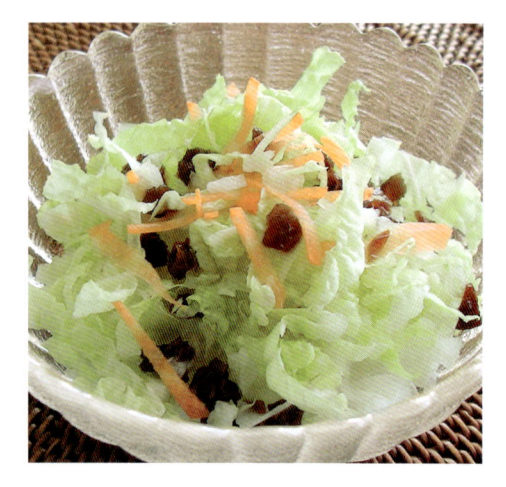

栄養(1人分)
- エネルギー:86kcal
- たんぱく質:1.0g
- 脂質:6.0g
- 炭水化物:7.0g
- カルシウム:31mg
- 鉄:0.3mg
- レチノール当量:41μg
- ビタミンC:12mg
- 食物繊維:1.1g
- 食塩相当量:0.5g

大根サラダ

材料(2人分)
- 大根 ………………… 首側4〜5cm
- ほたて貝柱水煮(割身) ……… 1/2缶*
- 水菜(葉部分) ………………… 少々
- *ほたて貝柱は1缶固形物45gのもの。汁も使う。
- ごまマヨネーズ
  - マヨネーズ ………………… 小さじ1
  - 白練りごま ………………… 小さじ1/2
  - 薄口しょうゆ ……………… 小さじ1/3
  - 砂糖 ………………………… 小さじ1/6

作り方
① 大根はスライサーなどで薄切りし、7mm幅に切り、水気を切っておく。水菜の葉部分は2〜3cmに切っておく。
② ごまマヨネーズの材料とほたて貝柱の汁(大さじ1弱)を合わせ、身をほぐしたほたて貝柱を和える。
③ 食べる直前に、①と②を和え、盛り付ける。

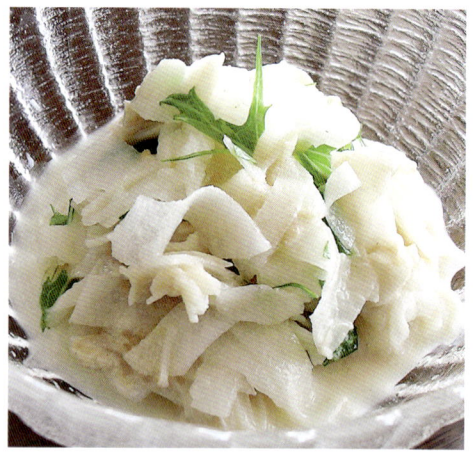

栄養(1人分)
- エネルギー:48kcal
- たんぱく質:3.0g
- 脂質:2.0g
- 炭水化物:4.0g
- カルシウム:34mg
- 鉄:0.3mg
- レチノール当量:2μg
- ビタミンC:10mg
- 食物繊維:1.2g
- 食塩相当量:0.3g

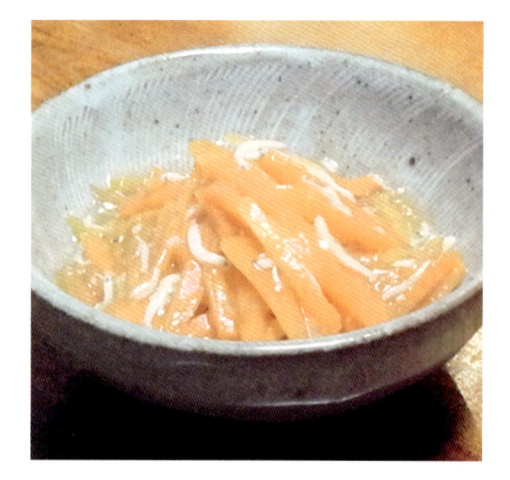

にんじんのしらす煮

材料(2人分)
- にんじん ………………… 1/2本
- しらす ………………… 大さじ1
- サラダ油 ………………… 小さじ1
- みりん ………………… 小さじ1
- しょうゆ ………………… 小さじ1
- 水溶き片栗粉 …… 片栗粉・水 各小さじ1

作り方
① にんじんは細めのせん切りにする。
② 鍋にサラダ油を引き、にんじんを炒める。透き通ってきたら、しらすを加えてなじませる。
③ ひたひたの水を加え、みりん、しょうゆとともに、にんじんがやわらかくなるまで煮る。
④ 煮汁が少なくなったら、水溶き片栗粉を加えてとろみをつける。

栄養(1人分)
- エネルギー:47kcal
- たんぱく質:1.0g
- 脂質:2.3g
- 炭水化物:5.7g
- カルシウム:14mg
- 鉄:0.1mg
- レチノール当量:184μg
- ビタミンC:1mg
- 食物繊維:0.8g
- 食塩相当量:0.6g

Chapter 4 とっても簡単！お口にやさしい、やわらかレシピ

かぼちゃ豆腐

材料（2人分）
- かぼちゃ……………………200g
- 粉寒天………………………小さじ1
- だし汁………………………200cc
- 塩……………………………少々
- A ┌ だし汁……………………50cc
　　├ みりん……………………小さじ1
　　└ 薄口しょうゆ・塩………少々
- あさつき……………………少々

作り方
❶ かぼちゃにラップをして電子レンジ（500W）で4〜5分程度加熱する。皮を取り除き、マッシュする。
❷ 粉寒天とだし汁を中火にかけ、沸騰したら弱火にして煮溶かす。
❸ ②に塩とかぼちゃを加えてよく混ぜる。
❹ 型に入れて、常温で固める。
❺ Aを合わせて煮立て、人肌に冷ましておく。
❻ 固まったかぼちゃ豆腐を型から出して切り分け、小口切りしたあさつきを散らして、⑤をかける。

栄養（1人分）
- エネルギー：105kcal
- たんぱく質：2.3g
- 脂質：0.4g
- 炭水化物：23.4g
- カルシウム：468mg
- 鉄：0.5mg
- レチノール当量：330μg
- ビタミンC：32mg
- 食物繊維：4.5g
- 食塩相当量：0.8g

なすの利休和え

材料（2人分）
- なす…………………………2本
- いんげん……………………8〜10本
- だし汁………………………大さじ2
- 砂糖…………………………小さじ1
- 練りごま……………………大さじ1
- 白みそ………………………小さじ1

作り方
❶ なすはラップに包んで電子レンジ（500W）で3分程度加熱する。すぐに冷水に取り、皮をむき、ヘタを除く。縦に1/6程度に割き、2cm長さに切る。
❷ いんげんは青ゆでし、2cm長さの斜めに薄切りにする。
❸ だし汁を煮立て、調味料を合わせて和え衣とする。
❹ なすといんげん、和え衣をそれぞれ冷やした後、なす、いんげんの2/3を衣と和え、残りのいんげんを天盛りする。

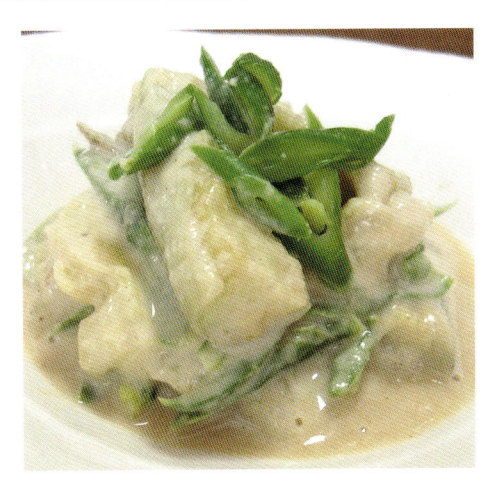

栄養（1人分）
- エネルギー：94kcal
- たんぱく質：3.7g
- 脂質：5.1g
- 炭水化物：10.5g
- カルシウム：140mg
- 鉄：1.4mg
- レチノール当量：18μg
- ビタミンC：5mg
- 食物繊維：4.0g
- 食塩相当量：0.2g

ブロッコリー入り卵焼き

材料（2人分）
- 卵……………………………2個
- ブロッコリー………………40g
- しょうゆ……………………小さじ1
- 酒……………………………小さじ1/3
- みりん………………………小さじ1
- サラダ油……………………大さじ1

作り方
❶ ブロッコリーは青ゆでし、みじん切りにする。
❷ 卵をよく溶き、調味料を加える。
❸ ①を②に合わせ、通常の要領で焼く。

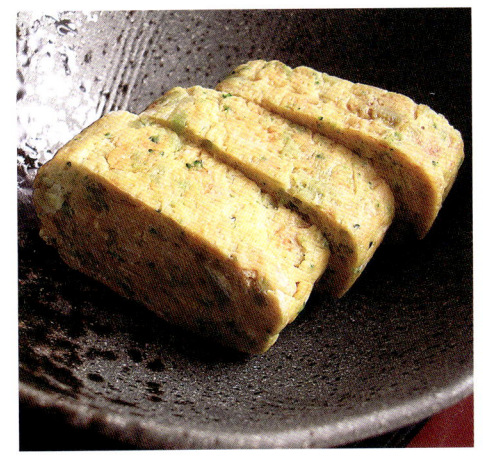

栄養（1人分）
- エネルギー：130kcal
- たんぱく質：7.1g
- 脂質：9.5g
- 炭水化物：3.0g
- カルシウム：33mg
- 鉄：1.1mg
- レチノール当量：88μg
- ビタミンC：11mg
- 食物繊維：0.7g
- 食塩相当量：0.6g

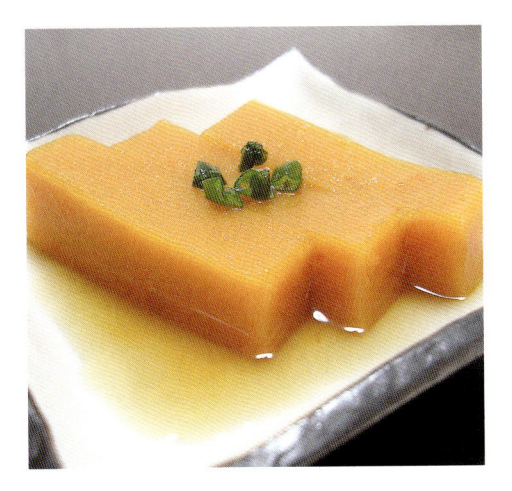

やわらかレシピ 3　野菜・海藻

ほうれん草の変わりごま和え

材料（2人分）
- ほうれん草……………1束
- 練りごま……………大さじ1
- めんつゆ（3倍濃厚）……小さじ1
- みりん………………小さじ1
- ぬるま湯……………適量
- すりごま……………適宜

作り方
①ほうれん草は青ゆでし、1〜1.5cmに切る。
②練りごまに調味料を加え、よく練り合わせる。ぬるま湯を少量ずつ加えて、硬さを調節する。
③器にほうれん草を盛り、②をかける。お好みで、すりごまをかける。

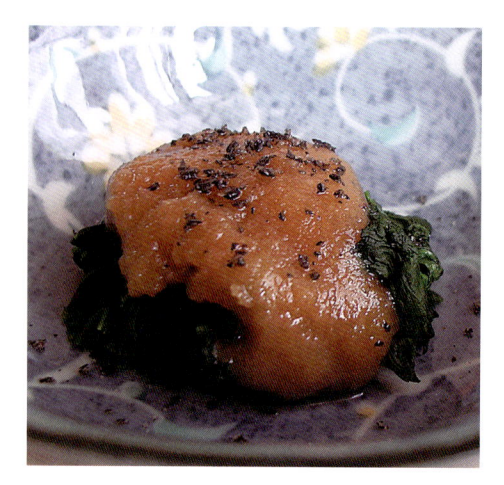

栄養（1人分）
- エネルギー：37kcal
- たんぱく質：3.1g
- 脂質：3.1g
- 炭水化物：5.9g
- カルシウム：104mg
- 鉄：2.3mg
- レチノール当量：315μg
- ビタミンC：32mg
- 食物繊維：3.2g
- 食塩相当量：0.3g

ラタトゥイユ

材料（2人分）
- なす……………………2本
- たまねぎ………………1/2個
- にんにく………………1かけ
- ズッキーニ……………1/2本
- トマト…………………1個
- ピーマン（赤、緑、黄など）……………合わせて60g
- サラダ油………………大さじ1/2
- オリーブオイル………小さじ1
- 赤ワイン………………大さじ1
- 塩・こしょう…………少々
- 固形コンソメ…………1/3個
- ローリエ………………1枚

作り方
①なすは縦に縞模様になるように、皮を1.5cm幅にむき、7mm厚の輪切りにする。たまねぎとにんにくはみじん切りにする。ピーマンは1cm角、トマトは湯むきして種を除き1cm角、ズッキーニは7mm厚の半月切りにする。
②フライパンにサラダ油を熱し、なすの両面を焼き、取り出す。
③②にオリーブオイルを追加し、たまねぎとにんにくを炒める。しんなりしてきたら、他の材料をすべて入れ、蓋をして30分弱蒸し煮する。

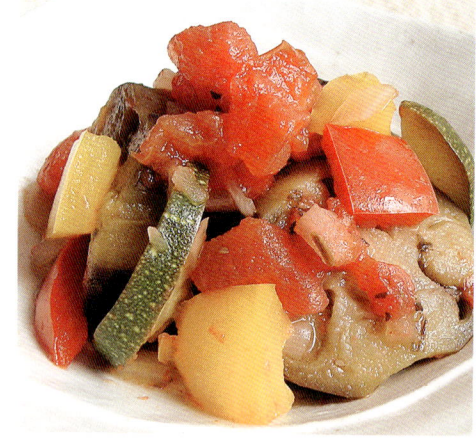

栄養（1人分）
- エネルギー：143kcal
- たんぱく質：2.9g
- 脂質：7.4g
- 炭水化物：16.8g
- カルシウム：43mg
- 鉄：0.8mg
- レチノール当量：75μg
- ビタミンC：68mg
- 食物繊維：4.5g
- 食塩相当量：1.4g

海藻ゼリー

材料（2人分）
- めかぶ…………………20g
- きゅうり………………1本
- だし汁…………………160cc
- ゼラチン………………6g
- ゆず果汁………………小さじ1
- 酢………………………小さじ2
- 薄口しょうゆ…………小さじ2/3
- 砂糖……………………大さじ1

作り方
①めかぶに調味料、半量のだし汁を加えて煮て、ミキサーにかける。
②きゅうりはすりおろす。
③残り半量のだし汁でゼラチンを煮溶かし、①と②を合わせる。
④型に入れ、冷やし固める。

栄養（1人分）
- エネルギー：44kcal
- たんぱく質：4.0g
- 脂質：0.2g
- 炭水化物：7.4g
- カルシウム：29mg
- 鉄：0.3mg
- レチノール当量：22μg
- ビタミンC：11mg
- 食物繊維：1.1g
- 食塩相当量：0.5g

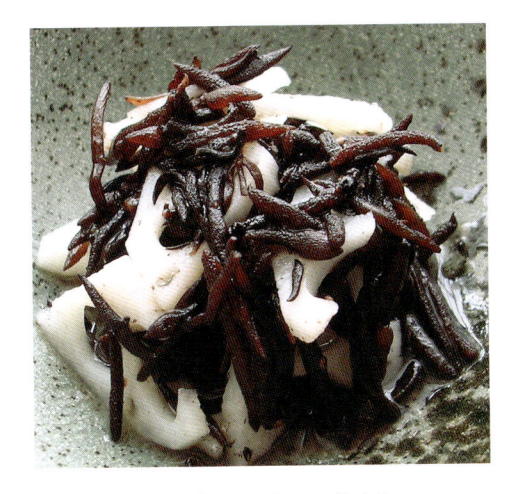

Chapter 4 とっても簡単！
お口にやさしい、やわらかレシピ

ひじきとれんこんの梅酢和え

材料（2人分）
- 干しひじき（あれば芽ひじき）………4g
- れんこん……………………………40g
- A ┌ だし汁………………………大さじ2 1/3
    │ 梅肉………………………小さじ1/2
    │ 酢…………………………小さじ1/2
    └ しょうゆ…………………小さじ1/2
- 水溶き片栗粉…片栗粉・水 各小さじ1/2

作り方
❶ 干しひじきは水で洗い、30分ほどたっぷりの水につけて戻す。熱湯でサッとゆで、ざるにとって水気を切る。長ひじきの場合は、3cm程度に切る。
❷ れんこんは皮をむき、2mmほどの厚さのいちょう切りにし、酢を加えた水にさらす。酢を入れた湯で透き通るまでゆで、ざるにとって水気を切る。
❸ Aを合わせてひと煮立ちさせ、水溶き片栗粉を加えてとろみをつける。
❹ 食べる直前に❶❷❸を和え、器に盛る。

栄養（1人分）
- エネルギー：21kcal
- たんぱく質：1.0g
- 脂質：0.0g
- 炭水化物：5.0g
- カルシウム：34mg
- 鉄：1.2mg
- レチノール当量：6μg
- ビタミンC：4mg
- 食物繊維：1.4g
- 食塩相当量：0.7g

ほうれん草の海苔佃煮和え

材料（2人分）
- ゆでほうれん草……………60g
- 海苔佃煮………………大さじ1
- ごま油……………………小さじ1弱

作り方
❶ 水気を切ったゆでほうれん草を、1cm長さ程度にきざむ。
❷ 海苔佃煮とごま油をよく合わせ、❶と和える。

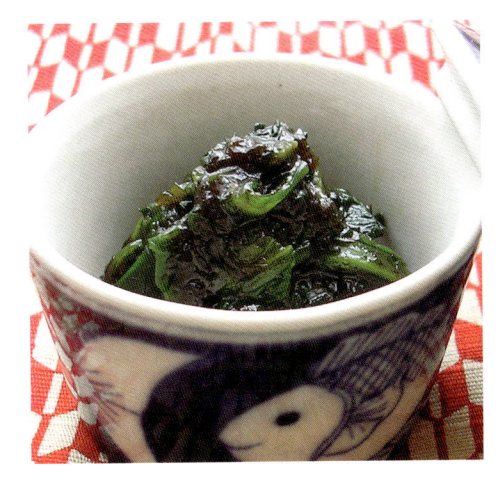

栄養（1人分）
- エネルギー：36kcal
- たんぱく質：2.0g
- 脂質：3.0g
- 炭水化物：3.0g
- カルシウム：24mg
- 鉄：0.6mg
- レチノール当量：137μg
- ビタミンC：6mg
- 食物繊維：1.5g
- 食塩相当量：0.6g

もずくのおろし和え

材料（2人分）
- 味付けもずく………………160g
  生もずくを使用する場合
  ┌ 生もずく…………………100g
  │ 酢…………………………小さじ4
  │ 砂糖………………………大さじ1強
  │ だし汁……………………大さじ1 1/3
  └ しょうゆ…………………小さじ2/3
- 大根………………………100g
- おろししょうが……………少々

作り方
❶ もずくは短く切る。
❷ 大根はおろす。
❸ ❶と❷を和えて器に盛り、しょうがを天盛りする。

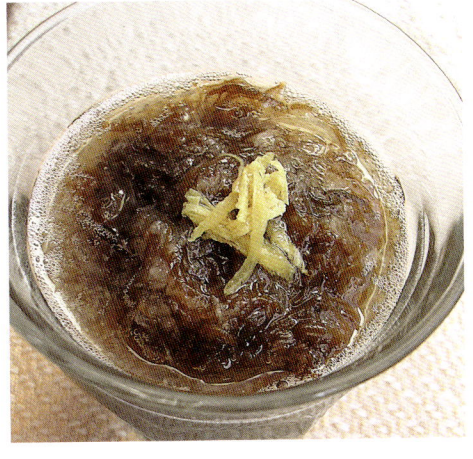

栄養（1人分）
- エネルギー：35kcal
- たんぱく質：0.5g
- 脂質：0.1g
- 炭水化物：8.4g
- カルシウム：24mg
- 鉄：0.5mg
- レチノール当量：8μg
- ビタミンC：6mg
- 食物繊維：1.4g
- 食塩相当量：0.4g

やわらかレシピ **4**

スープ

口の中を湿らせて食べやすくし、冬場はからだを温め、夏場には冷やしてくれるスープ。
食欲がわかないときは頼りになりますが、毎食スープでは塩分摂取量が多くなってしまいがち。
しかし、ものは考えようです。具材を多くして、スープを少なくする「食べるスープ」にしてみましょう。
塩分を抑えるだけでなく、栄養もしっかりと取れるはずです。

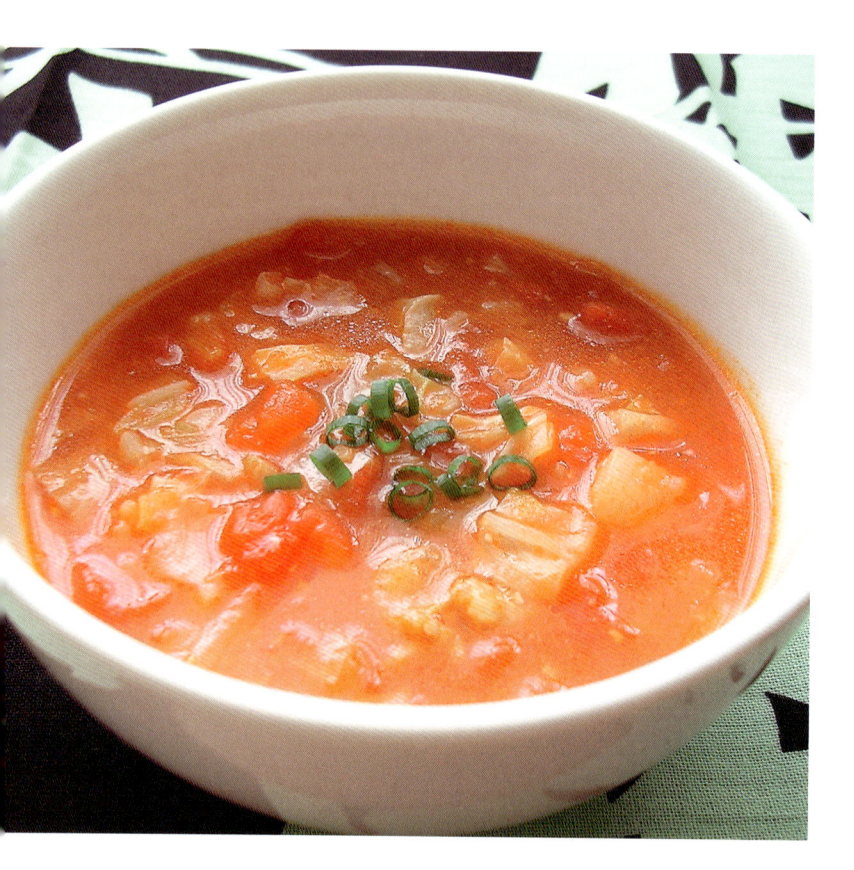

和風トマトスープ

材料（2人分）
- 鶏こま肉……………………40g
- 酒………………………小さじ1
- トマト水煮缶…………1/2缶（200g）
- A ┌ 水………………………300cc
  │ 酒………………………大さじ1
  └ みりん…………………大さじ1
- キャベツ……………………80g
- たまねぎ……………………1/4個
- 米……………………………大さじ1
 （洗米しない。気になる場合は洗米後、完全に乾かしておく。）
- サラダ油………………小さじ1
- みそ……………………小さじ1
- 粉チーズ…………大さじ1〜お好みで
- わけぎ……………………少々

作り方
❶ トマト水煮缶のトマトは細かく切り、水煮缶の汁、Aを合わせ、鍋で温めておく。
❷ キャベツ、たまねぎを1cm角に切る。
❸ 鍋にサラダ油を引き、❷を炒める。香りがたってきたら、米を加え、透明になるまで弱火で炒める。
❹ ❶が温まったら❸に加え、20〜30分ほど弱火で煮る。
❺ 鶏肉に酒をふり、ラップをして電子レンジ（500W）にかける（加熱しすぎないよう、様子を見ながら1〜2分程度）。
❻ ❹に❺の鶏の酒蒸しを加え、みそを溶き加える。粉チーズを加え、器に盛り付け、小口切りしたわけぎを散らす。

みそがトマトの酸味をやわらげ
米のとろみがお口にやさしい。
米を増やせばリゾットにも！

POINT
- トマトの酸味が気になるときは、砂糖をひとつまみ加える。鶏肉の代わりにほたての貝柱も合う。
- 米の量を増やして（米50g、油大さじ1）、リゾットとして主食にすることもできる。

栄養（1人分）
- エネルギー：185kcal
- たんぱく質：10.0g
- 脂質：6.0g
- 炭水化物：22.0g
- カルシウム：130mg
- 鉄：1.0mg
- レチノール当量：71μg
- ビタミンC：30mg
- 食物繊維：2.7g
- 食塩相当量：1.4g

Chapter 4 とっても簡単！お口にやさしい、やわらかレシピ

れんこんのすり流し

材料（2人分）
- れんこん……………………80g
- だし汁………………………200cc
- 薄口しょうゆ………………小さじ1
- 塩……………………………少々

作り方
① れんこんは皮をむき、酢水にさらした後すりおろす。
② だし汁に①のれんこんを加えてひと煮立ちさせる。調味料を加えて盛り付ける。

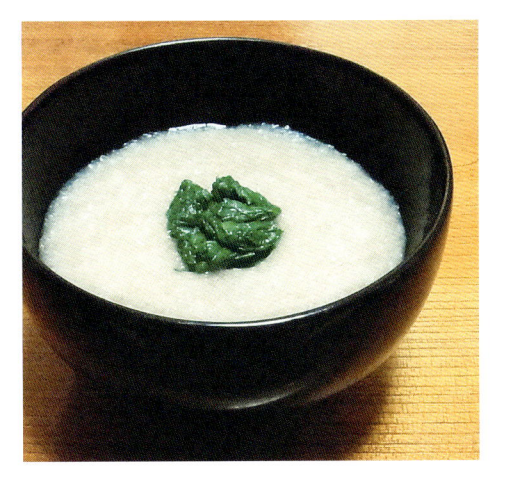

栄養（1人分）
- エネルギー：31kcal
- たんぱく質：1.2g
- 脂質：0.1g
- 炭水化物：6.7g
- カルシウム：11mg
- 鉄：0.2mg
- レチノール当量：0μg
- ビタミンC：7mg
- 食物繊維：0.9g
- 食塩相当量：0.9g

じゃがいものポタージュスープ

材料（2人分）
- たまねぎ……………………中1/4個
- セロリー……………………1/2本
- サラダ油……………………小さじ1
- 固形コンソメ………………1/4個
- 水……………………………100cc
- ローリエ……………………1枚
- じゃがいも…………………大1個
- 塩・こしょう………………少々
- 牛乳…………………………100cc
- パセリ………………………少々

作り方
① じゃがいも、たまねぎ、セロリーは薄切りにする。
② たまねぎ、セロリーをサラダ油でしんなりするまで炒める。
③ ②に水、コンソメ、ローリエ、じゃがいもを加え、じゃがいもがやわらかくなるまで煮る。
④ 塩・こしょうで味を調え、火から下ろしてあら熱を取り、ミキサーにかける。
⑤ ④を鍋に移して牛乳でのばし、きざんだパセリを散らす。

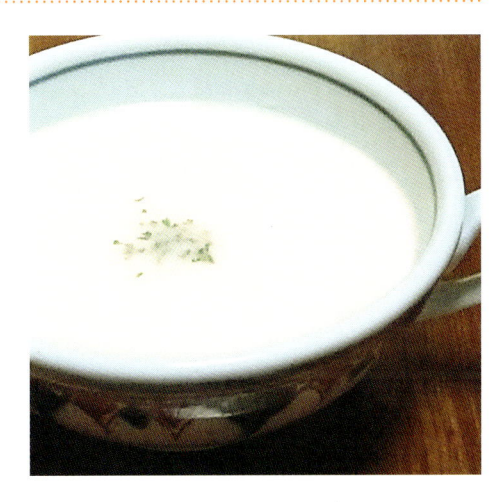

栄養（1人分）
- エネルギー：143kcal
- たんぱく質：3.8g
- 脂質：4.4g
- 炭水化物：22.6g
- カルシウム：75mg
- 鉄：0.5mg
- レチノール当量：21μg
- ビタミンC：25mg
- 食物繊維：2.4g
- 食塩相当量：1.0g

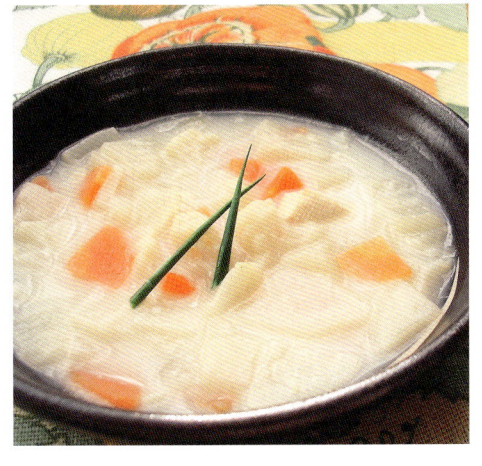

野菜と豆腐のポタージュスープ

材料（2人分）
- 木綿豆腐……………………100g
- かぶ…………………………小5個程度
- にんじん……………………50g
- たまねぎ……………………中1/2個
- カリフラワー………………100g
- サラダ油……………………小さじ1
- 固形コンソメ………………1個
- 水……………………………300cc
- A ┌ 酒……………………大さじ3
   └ みりん………………大さじ1
- 牛乳…………………………150cc
- 塩・こしょう………………少々

作り方
① かぶ、にんじんは2mm厚のいちょう切り、たまねぎは1cm角、カリフラワーは小房に分ける。
② 鍋にサラダ油を引き、①を炒める。
③ ②にコンソメと水を加え、煮立ったら豆腐をくずし入れ、弱火で野菜がやわらかくなるまで煮る。
④ Aと牛乳を加え、塩・こしょうで味を調える。

栄養（1人分）
- エネルギー：222kcal
- たんぱく質：8.8g
- 脂質：7.6g
- 炭水化物：25.7g
- カルシウム：202mg
- 鉄：1.2mg
- レチノール当量：210μg
- ビタミンC：50mg
- 食物繊維：4.8g
- 食塩相当量：1.5g

やわらかレシピ 5

缶詰・レトルト・お惣菜のアレンジ

食べやすくする工夫は手間がかかりがち。しかし手間をかけたくない日もありますよね。
そんなときに便利なのが、缶詰・レトルト・お惣菜を用いたレシピ。レトルトや缶詰は、
もともとやわらかいものが多く、噛みにくいときの食事にはぴったり。お惣菜は、
その日の気分に合わせて購入できます。少しアレンジして、おいしく栄養たっぷりにしてみましょう。

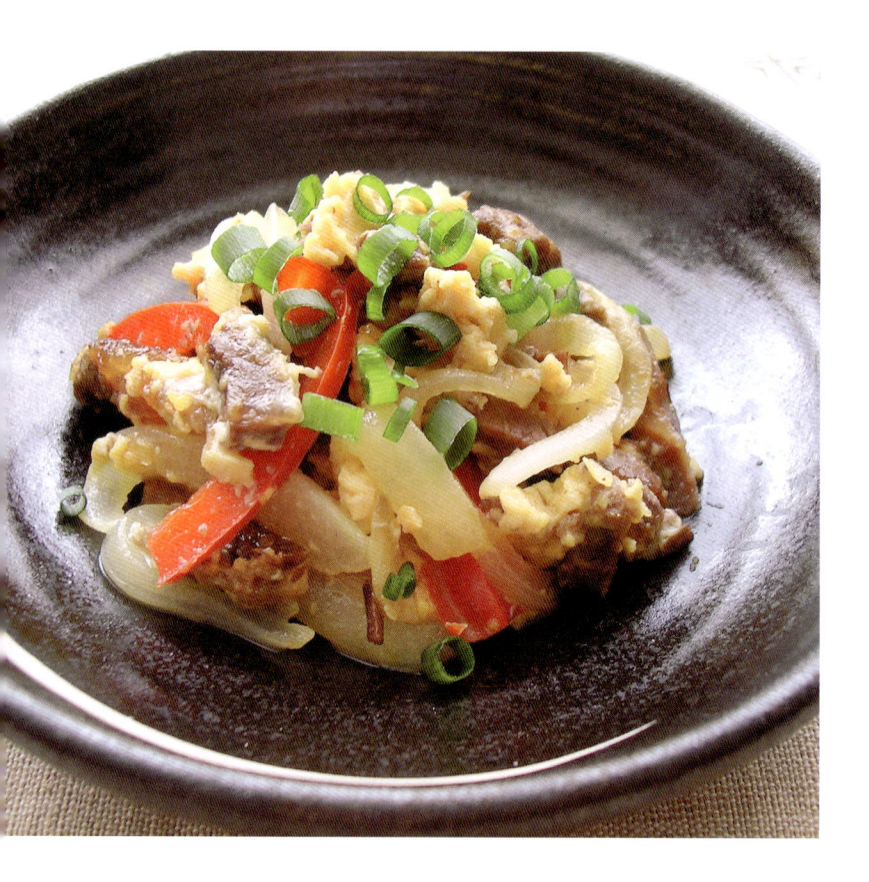

牛大和煮の炒め物

材料（2人分）
- 牛大和煮缶……………1缶（160g）
- たまねぎ………………1/2個
- 赤パプリカ……………1/4個
- 万能ねぎ………………少々
- 卵………………………1個
- 酒………………………大さじ1
- 豆板醤…………………小さじ1（適宜加減）
- サラダ油………………大さじ1

作り方
❶ たまねぎ、赤パプリカは5mm厚に薄切りする。パプリカの長さがたまねぎの1/2～2/3程度になるよう切る。
❷ 牛肉は5mm幅に、繊維を断つ方向に切る。なお、肉についたゼラチン状の煮汁は無理に除かなくてよい。
❸ サラダ油を引いたフライパンで①のたまねぎを炒め、火が通ってきたらパプリカを加え、さらに炒める。
❹ ②の牛肉を加え、酒、豆板醤を加えて味をなじませる。
❺ 溶き卵を④に加え合わせ、卵に火が完全に通る前に火から下ろし、器に盛る。
❻ 小口切りした万能ねぎを散らす。

箸でくずれるやわらかい肉が
噛めないときの食事にぴったり。
野菜を加え濃い味付けをマイルドに！

栄養（1人分）
- エネルギー：220kcal
- たんぱく質：13.6g
- 脂質：11.5g
- 炭水化物：12.9g
- カルシウム：32mg
- 鉄：2.4mg
- レチノール当量：63μg
- ビタミンC：48mg
- 食物繊維：1.5g
- 食塩相当量：1.6g

※缶詰・レトルト・お惣菜のアレンジのレシピは、商品によって栄養量が異なるため、参考値となります（以下同様）。

POINT
- 肉を入れた後は焦げやすいので注意する。
- 赤パプリカの薄皮が硬くて気になる場合は、薄切りする前に火であぶって皮をむく。

Chapter 4 とっても簡単！
お口にやさしい、やわらかレシピ

レトルトを使ったリゾット

材料（1人分）
- ごはん……茶わん半分（70g）
- 水……………………約70cc
- レトルトのクリーム煮
  やさしい献立
  海老と貝柱のクリーム煮
  （キユーピー）を使用。
  ………………………100g
- 粉チーズ、パセリ…少々

作り方
❶ ごはんと同量の水を鍋に入れ、火にかける。
❷ ごはんが水を吸って、水分が少なくなってきたら、レトルトのクリーム煮を加えて、弱火で煮る。煮ている間、頻繁にはかき混ぜない。ごはんがつぶれて粘りが出てしまう。
❸ 鍋の縁が沸々してごはんがもっちりしてきたら、器に盛り、粉チーズやきざんだパセリをかける。

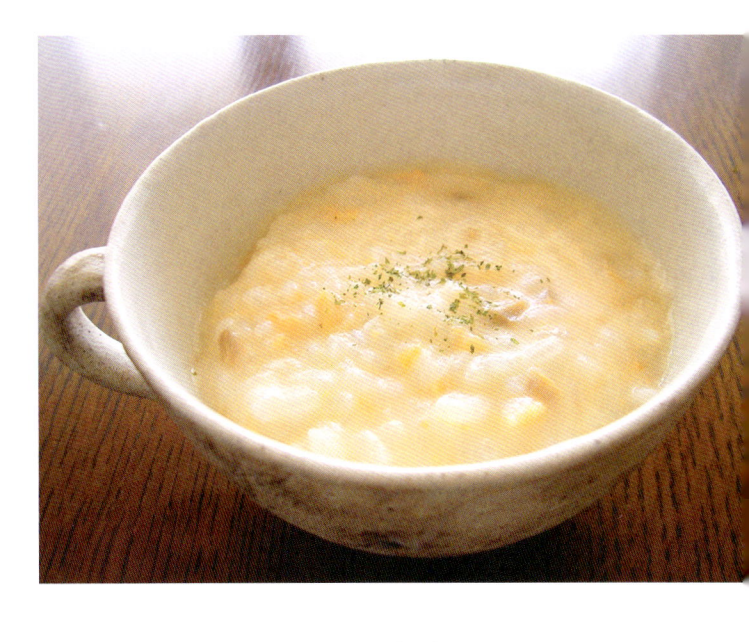

POINT
- レトルトのアレンジで、噛まずに食べられるリゾットが手軽につくれる。
- やわらかめのごはんにかけてオーブンで焼けばドリア風に。
- 市販のレトルトには、具材の大きなものもあるので、食べにくいときは、鍋に入れる前に小さく切って使うとよい。

疲れたときの強い味方！
残りごはんを使ってササッと。

栄養（1人分）
- エネルギー：243kcal
- たんぱく質：7.3g
- 脂質：8.3g
- 炭水化物：32.9g
- カルシウム：91mg
- 鉄：0.5mg
- レチノール当量：111μg
- ビタミンC：4mg
- 食物繊維：0.8g
- 食塩相当量：0.9g　※参考値

さばみそ煮缶のトマト煮

材料（2人分）
- さばのみそ煮缶……1缶
- トマト水煮缶………250g
- たまねぎ……………1/4個
- サラダ油……………適量
- パセリ………………少々

作り方
❶ たまねぎは粗いみじん切りにする。鍋に薄くサラダ油を引き、しんなりするまで炒める。
❷ トマトの水煮をざく切りし、①の鍋に加える。
❸ 煮立ってきたら、さばのみそ煮のさばのみを加える（みそは後で使用する）。身がくずれやすいので、そのまま、あるいは半分程度に切ってから加える。
❹ トマトソースが煮詰まってきたら、味をみながら、残りのみそを加える。
❺ きざんだパセリをふる。

POINT
- 缶詰の魚はやわらかく加工されており、食べにくいときに、大いに活用したい食材。
- 骨もやわらかいので食べることは可能だが、食べにくさを感じるときは残したほうがよい。
- 塩分の制限が必要なかたは、最後に加える残りのみそを少なめにする。

DHA豊富なさば缶を
トマトの酸味でサッパリと。

栄養（1人分）
- エネルギー：212kcal
- たんぱく質：16.8g
- 脂質：9.2g
- 炭水化物：14.0g
- カルシウム：32mg
- 鉄：1.7mg
- レチノール当量：79μg
- ビタミンC：15mg
- 食物繊維：2.4g
- 食塩相当量：2.1g　※参考値

やわらかレシピ 5　缶詰・レトルト・お惣菜のアレンジ

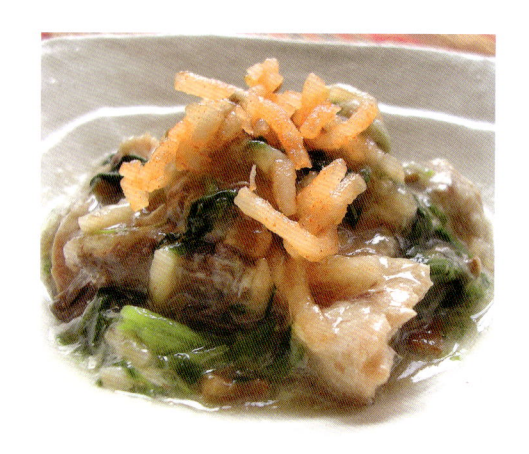

さば水煮缶とナムルの和え物

材料（2人分）
- さば水煮缶（漬け汁も使用）……………………1缶（210g）
- ナムル（各種：大根、ほうれん草、豆もやし、ぜんまいなど）……計160g
- 水溶き片栗粉……片栗粉・水 各小さじ1

作り方
1. ナムルは1～2cmに切る。
2. 小鍋に缶詰の漬け汁を大さじ4杯取り、加熱してから水溶き片栗粉でとろみをつける。
3. ①を加えてサッと和える。
4. さばの身を一口大にほぐして器に盛り、②をかける。

栄養（1人分）
- エネルギー：214kcal
- たんぱく質：17.0g
- 脂質：14.0g
- 炭水化物：4.0g
- カルシウム：223mg
- 鉄：1.6mg
- レチノール当量：95μg
- ビタミンC：6mg
- 食物繊維：1.9g
- 食塩相当量：1.5g

※参考値

鶏ささみ缶とみつばのわさび和え

材料（2人分）
- 鶏ささみフレーク缶………40g
- みつば……………………1把
- 酒………………………大さじ2/3
- みりん……………………大さじ2/3
- 練りわさび……小さじ2/3（適宜加減）

作り方
1. みつばは青ゆでし、茎と葉を1cmに切る。
2. 調味料を合わせ、鶏ささみとみつばを和える。

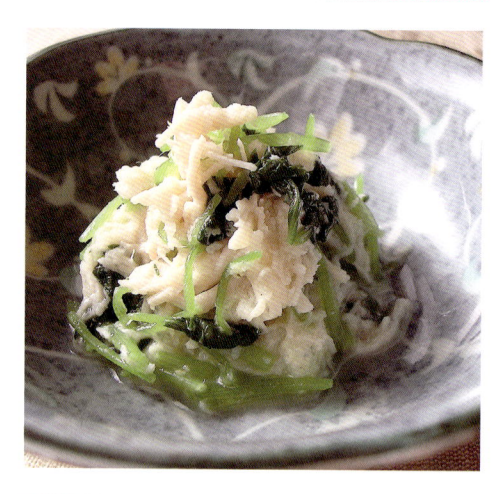

栄養（1人分）
- エネルギー：52kcal
- たんぱく質：5.8g
- 脂質：0.3g
- 炭水化物：5.2g
- カルシウム：14mg
- 鉄：0.3mg
- レチノール当量：69μg
- ビタミンC：1mg
- 食物繊維：0.6g
- 食塩相当量：0.4g

※参考値

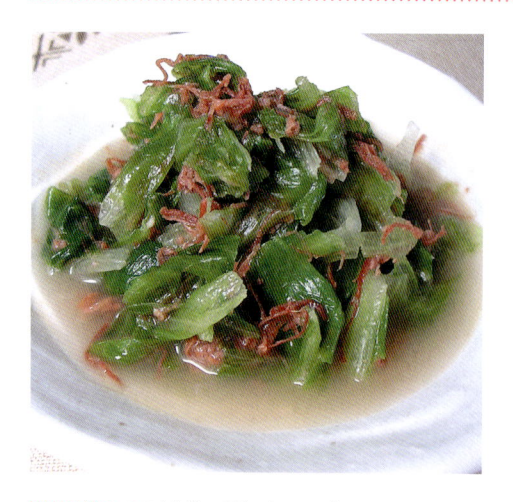

レタスとコンビーフの炒め煮

材料（2人分）
- レタス……………………140g
- コンビーフ………………30g
- 水……………………100cc
- 塩……………………少々

作り方
1. レタスは繊維に沿って2cm幅に割き、それを繊維に垂直方向に1cm幅に割く（包丁で切ってもよい）。
2. 鍋にレタスと水を入れ、蓋をして、しんなりするまで2～3分ゆでる。
3. コンビーフを加え、箸でよくほぐす。さらに2～3分炒め煮する。
4. 味をみて、足りなければ塩で調味する。

栄養（1人分）
- エネルギー：39kcal
- たんぱく質：3.4g
- 脂質：2.0g
- 炭水化物：2.2g
- カルシウム：16mg
- 鉄：0.7mg
- レチノール当量：14μg
- ビタミンC：4mg
- 食物繊維：1.8g
- 食塩相当量：0.3g

※参考値

Chapter 4 とっても簡単！お口にやさしい、やわらかレシピ

卵の花の白和え

材料（2人分）
- 卯の花（市販のお惣菜）……………80g
- 絹ごし豆腐………120g（卯の花の1.5倍）

作り方
❶ 豆腐はサッと揺らぐ程度にゆでた後、水切りし、ヘラでつぶしなめらかにする。
❷ 卯の花と和え、しっとりとなじませる。

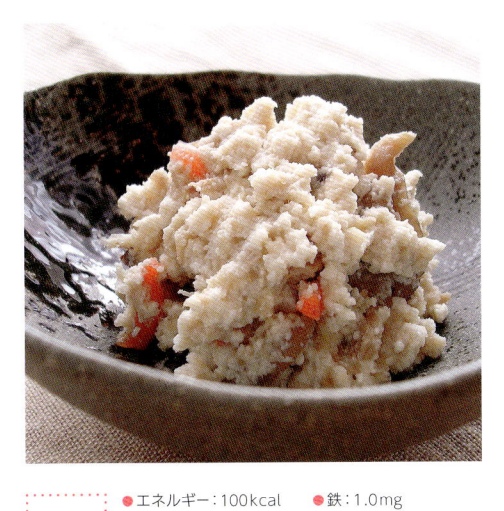

栄養（1人分）
- エネルギー：100kcal
- たんぱく質：5.5g
- 脂質：5.7g
- 炭水化物：6.2g
- カルシウム：60mg
- 鉄：1.0mg
- レチノール当量：18μg
- ビタミンC：0mg
- 食物繊維：2.9g
- 食塩相当量：0.4g

※参考値

ひじきの白和え

材料（2人分）
- ひじきの煮物（市販のお惣菜）……100g
- 絹ごし豆腐　　150g（ひじきの煮物の1.5倍）
- 練りごま………………………大さじ1
- さやいんげん…………………4本

作り方
❶ 豆腐はサッと揺らぐ程度にゆでた後、水切りする。豆腐をくずし、練りごまを入れてヘラでペースト状によく混ぜる。
❷ さやいんげんは2cmの斜めに切り、青ゆでする。
❸ ①とひじきの煮物、②のさやいんげんの半量を和える。
❹ 器に盛り、残りのさやいんげんを飾る。

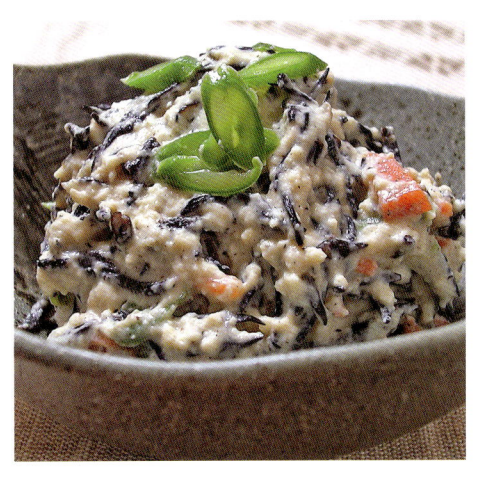

栄養（1人分）
- エネルギー：149kcal
- たんぱく質：7.0g
- 脂質：10.0g
- 炭水化物：9.6g
- カルシウム：198mg
- 鉄：3.2mg
- レチノール当量：102μg
- ビタミンC：1mg
- 食物繊維：3.3g
- 食塩相当量：0.6g

※参考値

冷凍食品を使ったオムライス

材料（2人分）
- 冷凍チキンライス…………240g
- 水………………………約50cc
- 卵…………………………1個
- 牛乳……………………大さじ1
- バター……………………少々
- トマトケチャップ…………適量
- パセリ……………………少々

作り方
❶ 浅い容器に冷凍のチキンライスと水を入れ、ラップで密閉して電子レンジ（500W）で3分程度加熱する。1〜2分蒸らしてからラップをはずし、大きな鶏肉があれば、かたまりをほぐしておく。
❷ 卵を溶き、牛乳を加えて、バターを引いたフライパンでしっとりとやわらかい炒り卵をつくる。
❸ チキンライスを盛り、②の炒り卵ときざんだパセリをのせて、ケチャップをかける。

栄養（1人分）
- エネルギー：316kcal
- たんぱく質：8.8g
- 脂質：10.8g
- 炭水化物：43.4g
- カルシウム：36mg
- 鉄：0.9mg
- レチノール当量：145μg
- ビタミンC：7mg
- 食物繊維：1.4g
- 食塩相当量：1.2g

※参考値

やわらかレシピ 6

主食
（ごはん・丼物・パン・めん類）

ここで紹介するごはん、丼物、パン、めん類の主な栄養分は炭水化物です。炭水化物は、からだや脳がきちんと動くためのエネルギー源となる重要な栄養素。とくに脳にとっては、ほかの栄養素では代わりが利きません。「主食」で炭水化物を取り、「おかず」でたんぱく質やビタミン・ミネラル類もしっかりと取ることが理想の食事です。

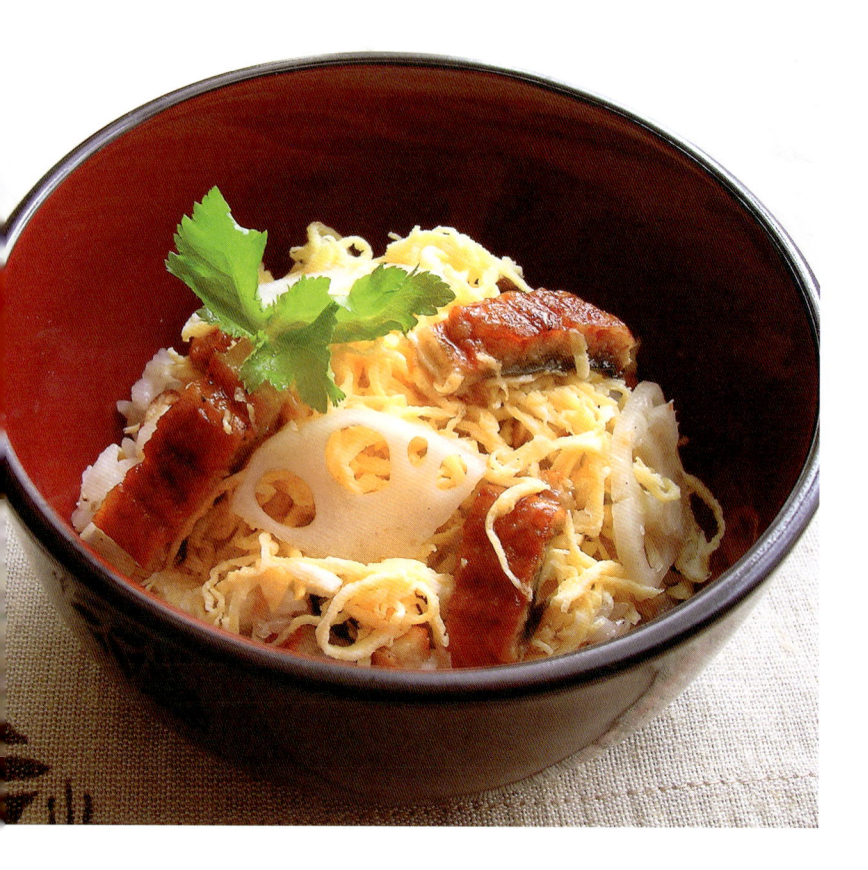

うなぎちらし

材料（2人分）
- ごはん（普通に炊いたもの）………300g
- A ┌ 酢……………………………大さじ1 1/2
    │ 砂糖…………………………大さじ1/2
    └ 塩……………………………小さじ1/3
- うなぎの蒲焼き………………………60g
- れんこん………………………………40g
- だし汁…………………………………100cc
- 砂糖……………………………………大さじ3/4
- 薄口しょうゆ…………………………大さじ1/4
- みょうが………………………………2個
- 白すりごま……………………………少々
- B ┌ ゼラチン……………………………9g
    └ 水……………………………150～300cc
- 錦糸卵…………………………………卵1個分
- みつばの葉……………………………適宜

作り方
❶ れんこんは皮をむく。飾り用に2mm厚のいちょう切りにしたものを数枚用意し、それ以外は飯粒大に細かく切る。酢水にさらし、水気を切る。
❷ だしに①を加えて火にかけ、透き通ってきたら火を弱めて砂糖を加える。ひと煮立ちしたら、薄口しょうゆを加えて火を止め、あら熱を取る。
❸ みょうがは縦半分に切り、小口切りにする。水にさらし、水気を切っておく。
❹ うなぎは、飾り用に1cm幅に切ったものを数枚用意し、それ以外は3mm幅程度に切る。
❺ 耐熱容器に温かいごはんを入れ、Aをまんべんなくかけて、飯粒をつぶさないように混ぜる。
❻ 水気を切ったれんこん、みょうが、すりごまを⑤に合わせる。最後にうなぎをつぶさないように加える。
❼ ⑥にBを均等に加え、きっちりとラップをして電子レンジ（500W）で沸々とするまで7分程度加熱する。ラップをしたまま5分蒸らし、その後ラップをはずしてあら熱を取る。
❽ 器に盛り、れんこん、うなぎ、錦糸卵、みつばを飾る。

ビタミンAやB群が豊富なうなぎは疲労時の栄養補給にぴったり。しかもお口にやさしい食材です。

栄養（1人分）
- エネルギー：432kcal
- たんぱく質：14.7g
- 脂質：9.9g
- 炭水化物：68.4g
- カルシウム：84mg
- 鉄：1.1mg
- レチノール当量：489μg
- ビタミンC：10mg
- 食物繊維：1.3g
- 食塩相当量：1.6g

Chapter 4 とっても簡単！お口にやさしい、やわらかレシピ

変わり親子丼

材料(2人分)
- ごはん……………400g
- 鶏もも肉(皮なし)…100g
- 塩……………少々
- 木綿豆腐…………50g
- たまねぎ…………1/4個
- ゆでほうれん草(葉部分)…60g
- サラダ油………小さじ2
- 卵………………2個
- A
  - 酒…………大さじ2
  - みりん………大さじ2
  - しょうゆ……大さじ2
  - だし汁………140cc

作り方
❶ 豆腐は軽く水切りしておく。
❷ 鶏肉に塩を加えてフードプロセッサーにかける。粘りが出てきたらたまねぎ、①の豆腐を加え、さらにプロセッサーにかけてなめらかにする。
❸ ②をラップに包んで、直径2cm程度の棒状にまとめ、電子レンジ(500W)で1分程度加熱する。あら熱が取れるまでラップに包んだままにしておく。あら熱が取れたら、1cm厚さに斜め切りする。
❹ ほうれん草は7mm程度のみじん切りにする。
❺ 卵を軽く溶き、④のほうれん草をほぐしながら加える。
❻ 丼鍋あるいは小さなフライパンにサラダ油を引き、③の表面を両面ともサッと焼く。Aを加え、全体になじませ、煮詰める。
❼ 煮汁が半分くらいに煮詰まってきたら、火を強め、⑤の卵液の2/3程度を鍋全体に流し入れる。具全体がまとまってきたら、残りの卵液を加える。半熟になったら火から下ろし、ごはんの上に盛る。

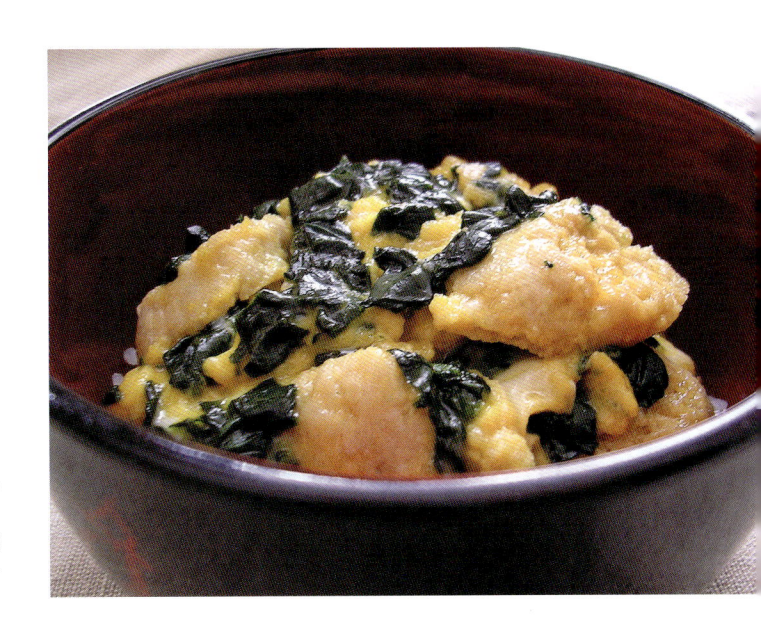

つなぎを加えた鶏ひき肉でやわらか＆満足感も。

栄養(1人分)
- エネルギー：611kcal
- たんぱく質：25.0g
- 脂質：13.0g
- 炭水化物：91.0g
- カルシウム：97mg
- 鉄：2.2mg
- レチノール当量：219μg
- ビタミンC：10mg
- 食物繊維：2.3g
- 食塩相当量：3.8g

ごまだれうどん

材料(2人分)
- ゆでうどん………2玉
- 錦糸卵……………卵1個分
- 水菜………………50g
- みょうが…………少々
- ごまだれ
  - 白練りごま………小さじ4
  - 白すりごま………大さじ1
  - 薄口しょうゆ……小さじ4
  - 砂糖………………大さじ2弱
  - 酒…………………小さじ1

作り方
❶ 水菜は1.5cmに切り、湯がいてから水に取り、軽く絞っておく。
❷ ボールにごまだれの材料を入れてよく練り合わせ、水大さじ4でのばす。
❸ みょうがは縦半分に切り、斜め薄切りにする。
❹ うどん1玉に十文字に包丁を入れて縦横に切る。好みのやわらかさにゆでたら、冷水に取って手で揉むように洗ってぬめりを取り、ざるにあげて水気を切る。
❺ ②に①の水菜と④のうどんを加え、和える。
❻ 器に盛り、錦糸卵とみょうがを散らす。

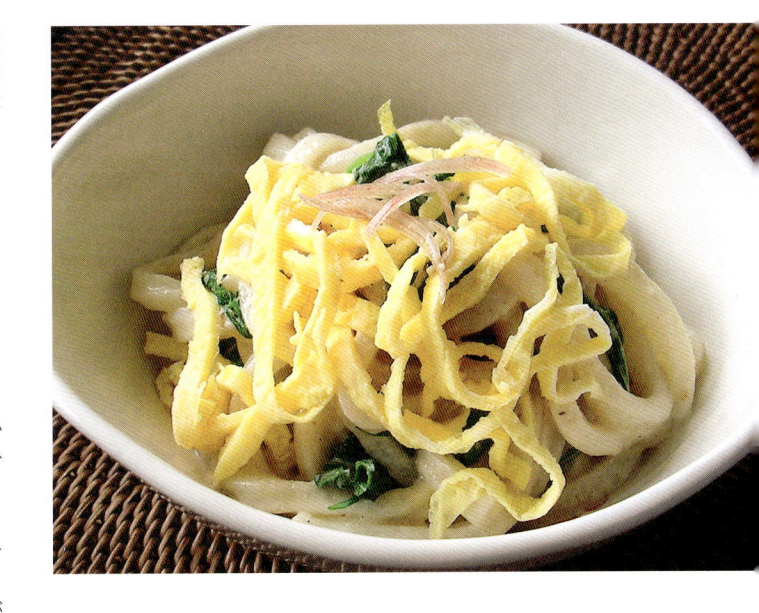

ごまの滋養がたっぷり。食欲のないときにも。

POINT
- 野菜はお好みで。水菜は茎の部分は少し繊維が強いので、気になる場合は葉の部分のみを使用する。

栄養(1人分)
- エネルギー：385kcal
- たんぱく質：13.0g
- 脂質：7.0g
- 炭水化物：65.0g
- カルシウム：182mg
- 鉄：2.6mg
- レチノール当量：67μg
- ビタミンC：15mg
- 食物繊維：4.8g
- 食塩相当量：2.8g

やわらかレシピ 6　主食（ごはん・丼物・パン・めん類）

たこ飯

材料（2人分）
- 米……………………1カップ
- ゆで（蒸し）たこ…………100g
- A ┃ 炭酸水………………100cc
　　┃ 酒……………………50cc
　　┃ しょうゆ……………大さじ2
　　┃ 砂糖…………………大さじ1
　　┃ しょうがのせん切り…少々
- わけぎ………………………1本

作り方
❶ 鍋にAと、適当に足などを切り分けたたこを入れ、落とし蓋をし、はじめ強火、煮立ったら弱火にして、20分ほど煮る。煮汁につけたまま あら熱を取る。
❷ 米はといで水200ccに浸し、30分以上吸水させておく。水の量は少ないが、米が完全に浸るようにする。
❸ ①の煮汁（40cc）を②に加え、軽くかき混ぜてから炊飯する。このとき、細切り昆布や①の煮汁に残ったしょうがなどを好みで加えるとよい。
❹ 炊きあがった③の上に、①のたこを薄切りにして盛り付け、小口切りしたわけぎを散らす。

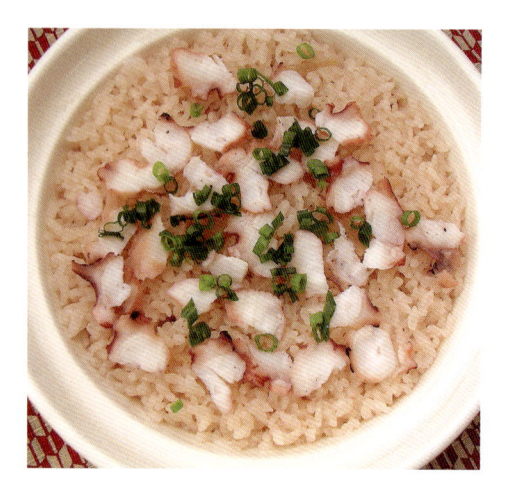

栄養（1人分）
- エネルギー：390kcal
- たんぱく質：17.0g
- 脂質：1.0g
- 炭水化物：69.0g
- カルシウム：22mg
- 鉄：1.0mg
- レチノール当量：14μg
- ビタミンC：2mg
- 食物繊維：0.6g
- 食塩相当量：3.2g

じゃことひじきのしょうが梅ごはん

材料（2人分）
- 米……………………1カップ
- 干しひじき（できれば芽ひじき）……………1g（生の場合は20g）
- ちりめんじゃこ…………大さじ2
- 練り梅…………………10g
- しょうがのみじん切り……小さじ2（お好みで調節）
- 酒………………………小さじ2
- 大葉……………………5～6枚
- ごま油…………………小さじ1/2～1/3

作り方
❶ 通常の炊飯どおり、米をとぎ、水に浸けておく。
❷ ひじきは水で戻しておく。長ひじきの場合は、戻した後に短く切っておく。
❸ ①に②、ちりめんじゃこ、練り梅、しょうがのみじん切り、酒を加え、炊飯する。
❹ 大葉をみじん切りにし、ごま油と和える。
❺ 炊きあがった③に④を混ぜ合わせる。

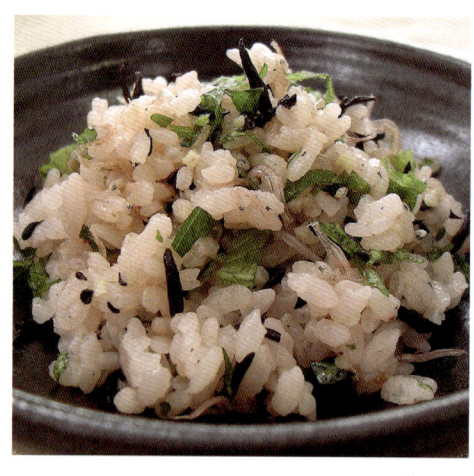

栄養（1人分）
- エネルギー：307kcal
- たんぱく質：7.0g
- 脂質：2.0g
- 炭水化物：63.0g
- カルシウム：37mg
- 鉄：1.0mg
- レチノール当量：18μg
- ビタミンC：0mg
- 食物繊維：0.9g
- 食塩相当量：1.4g

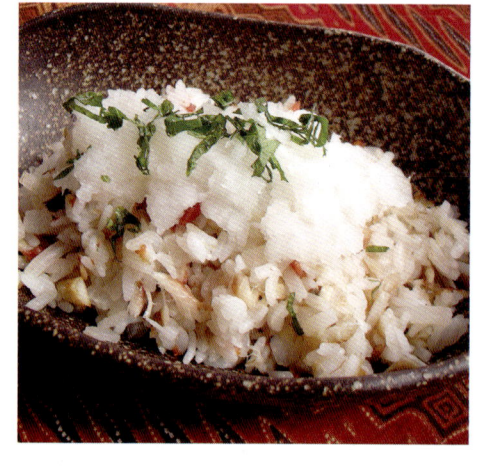

大根と干物の梅チャーハン

材料（2人分）
- ごはん…………………400g
- あじ干物………………2枚
- 大根……………………約10cm
- サラダ油………………適量
- 梅肉……………………梅干し2個分
- しょうゆ………………小さじ1/2
- 大根おろし……………適量
- 大葉……………………2枚

作り方
❶ あじの干物をラップで包み、電子レンジ（500W）で4～5分程度加熱する。骨や皮を除き、身をほぐす。
❷ 大根は皮をむき、4mm角、1cmの長さの棒状に切る。
❸ フライパンに薄くサラダ油を引き、②の大根を炒める。火が通り透き通ってきたら、温かいごはんを加え、炒める。
❹ ごはんがパラパラしてきたら、あじのほぐし身を加え、最後に梅肉、しょうゆを加えて仕上げる。
❺ 器に盛り、水気を切った大根おろし、短くせん切りした大葉をのせる。

栄養（1人分）
- エネルギー：535kcal
- たんぱく質：23.8g
- 脂質：9.8g
- 炭水化物：83.1g
- カルシウム：98mg
- 鉄：1.3mg
- レチノール当量：5μg
- ビタミンC：22mg
- 食物繊維：3.4g
- 食塩相当量：2.7g

Chapter 4 とっても簡単！お口にやさしい、やわらかレシピ

牛ごぼう飯

材料（2人分）
- ごはん……………………300g
- 牛薄切り肉………………80g
- ごぼう……………………60g
- 砂糖………………………大さじ1
- しょうゆ…………………大さじ2弱
- しょうが…………………1/2かけ
- 水…………………………1/2カップ
- ねぎ………………………少々

作り方
1. ごぼうは1cmのささがきにして、下ゆでする。
2. 牛肉は繊維を断つ方向に、1～2cm程度に切る。
3. 水、しょうゆ、砂糖、せん切りしたしょうがを合わせて煮立たせ、ごぼうと牛肉を加えて中火でサッと煮る。
4. 煮汁をこし、浅い容器にごはんと煮汁を入れて、ラップで密閉して2分程度電子レンジ（500W）で加熱する。すぐにはラップをはずさず、1～2分蒸らす。
5. ごはんが煮汁を吸ってふっくらしたら、ラップをはずして、ごはん粒をつぶさないようにそっと牛肉とごぼうを混ぜる。きざんだねぎを添える。

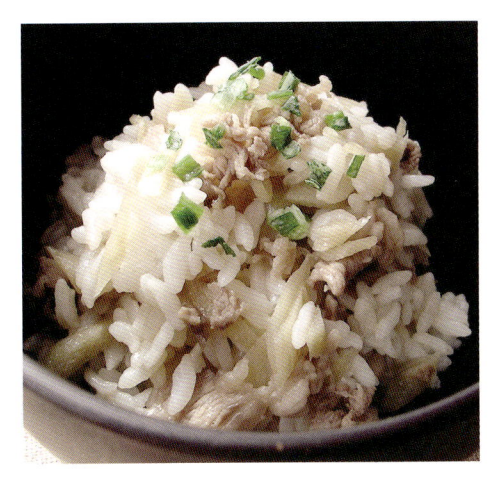

栄養（1人分）
- エネルギー：374kcal
- たんぱく質：13.2g
- 脂質：4.8g
- 炭水化物：66.8g
- カルシウム：28mg
- 鉄：1.1mg
- レチノール当量：7μg
- ビタミンC：2mg
- 食物繊維：2.4g
- 食塩相当量：2.5g

あかねごはん

材料（2人分）
- にんじん…………………45g
- 米…………………………1カップ
- 酒…………………………小さじ1強
- 塩…………………………少々
- レモン汁…………………適宜（お好みで調節）

作り方
1. 米はといで、通常の炊飯と同分量の水に30分以上浸けておく。
2. にんじんは皮をむき、おろす。
3. ①におろしたにんじんと酒、塩を加えて、通常どおりに炊く。
4. 好みでレモン汁をかける。

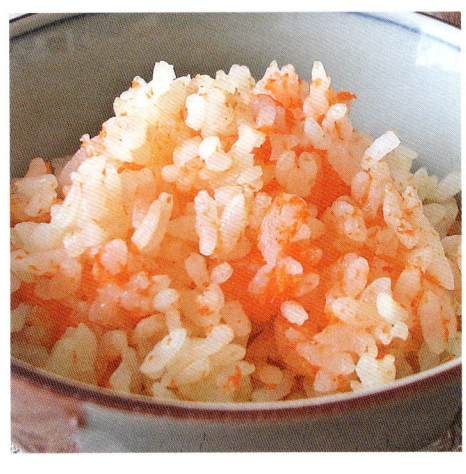

栄養（1人分）
- エネルギー：300kcal
- たんぱく質：5.1g
- 脂質：0.8g
- 炭水化物：64.3g
- カルシウム：11mg
- 鉄：0.7mg
- レチノール当量：162μg
- ビタミンC：2mg
- 食物繊維：1.1g
- 食塩相当量：0.5g

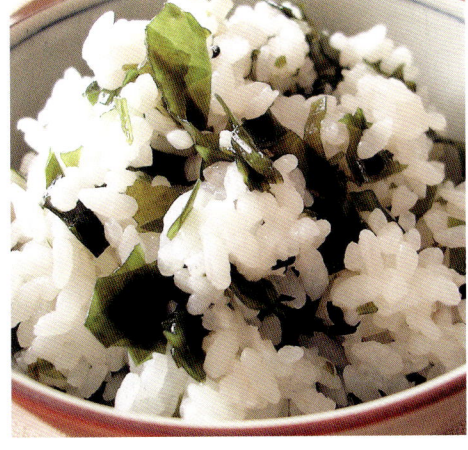

わかめごはん

材料（2人分）
- ごはん……………………300g
- 生わかめ…………………60g
- みりん……………………小さじ1 1/3
- しょうゆ…………………小さじ1 1/3
- だし汁……………………大さじ2/3強

作り方
1. 生わかめは一度サッと熱湯にくぐらせ、水に取る。5mm角程度に切り、調味料と和え、5分ほどおく。調味液が少ない場合はだし汁で調節する。
2. 軽く水気を切ってごはんと混ぜる。

栄養（1人分）
- エネルギー：267kcal
- たんぱく質：4.6g
- 脂質：0.6g
- 炭水化物：59.2g
- カルシウム：18mg
- 鉄：0.4mg
- レチノール当量：6μg
- ビタミンC：0mg
- 食物繊維：1.4g
- 食塩相当量：1.0g

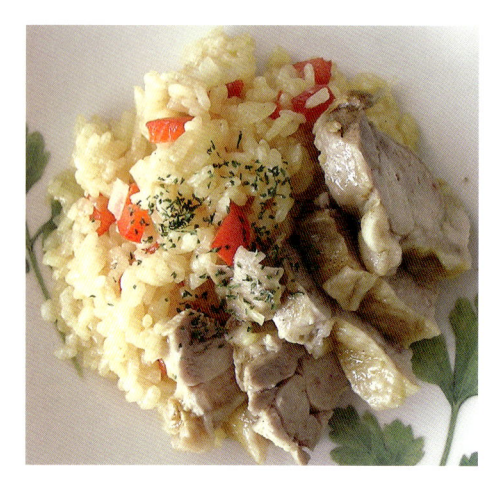

やわらかレシピ 6　主食（ごはん・丼物・パン・めん類）

チキン・オレンジライス

材料（2人分）
- 鶏もも肉……………………1枚
- A ┌ 100%オレンジジュース … 1カップ
　　├ はちみつ………………大さじ2～3
　　├ 塩………………………小さじ1/4
　　└ カレー粉………………小さじ1/2
- 米………………………………1カップ
- たまねぎ……………………小1/4個
- 赤パプリカ……………………1/4個
- 100%オレンジジュース……1/2カップ
- 顆粒コンソメの素…………小さじ2(5g)
- カレー粉……………………小さじ1/2
- パセリ…………………………適量

作り方
❶鶏肉は2～3切れに切り分け、両面をフォークで数ヵ所刺して繊維を断っておく。鶏もも肉とA（漬け汁）はビニール袋に入れ、軽く揉んでなじませ、冷蔵庫で2～3時間漬ける。
❷米はといだ後、軽く水気を切り、水140ccに浸して吸水させる。
❸たまねぎはみじん切り、赤パプリカは粗みじん切りにする。
❹炊飯釜でオレンジジュース、コンソメ、カレー粉をよく合わせ、②の米を加える。米の上に③とA（漬け汁）の汁気を切った鶏肉を皮面を上にしてのせ、炊飯する。
❺炊飯後、鶏肉は適当な大きさに切り分ける。オレンジライスと鶏肉を皿に盛り付け、きざんだパセリをふる。

栄養（1人分）
- エネルギー：595kcal
- たんぱく質：27.0g
- 脂質：19.0g
- 炭水化物：74.0g
- カルシウム：24mg
- 鉄：1.5mg
- レチノール当量：66μg
- ビタミンC：42mg
- 食物繊維：1.3g
- 食塩相当量：2.2g

麻婆なす丼

材料（2人分）
- ごはん…………………………400g
- なす……………………………2本
- サラダ油………………………大さじ1
- 豚ロース薄切り………………4枚
- しょうがのみじん切り………少々
- にんにく………………………少々
- A ┌ 中華スープ100cc、みそ小さじ2、
　　├ しょうゆ大さじ1、酒大さじ1/2、
　　└ 豆板醤大さじ1（適宜加減）
- 水溶き片栗粉……片栗粉・水 各小さじ2
- わけぎ…………………………少々

作り方
❶なすはヘタを取り、皮を縞目にむく。5mm厚程度の半月切り、太い部分はいちょう切りにする。
❷豚肉は2枚重ね、包丁の刃で両面を縦横によくたたく。広がってきたら折りたたみ、これを4～5回繰り返す。厚み7mm程度にのばし、7mm幅、1.5～2cmの長さに切る。
❸中華鍋にサラダ油を引き、①のなすを炒め、火が通ったら器に取り出す。
❹鍋にサラダ油を適量追加し、しょうが・にんにくを炒める。香りが出たら、②の豚肉を加えて表面にサッと火を通す。
❺④に③のなすを戻し入れ、Aを加え、豚肉に火が通るまで煮る。水溶き片栗粉でとろみをつけ、ごはんの上に盛り、小口切りしたわけぎを散らす。

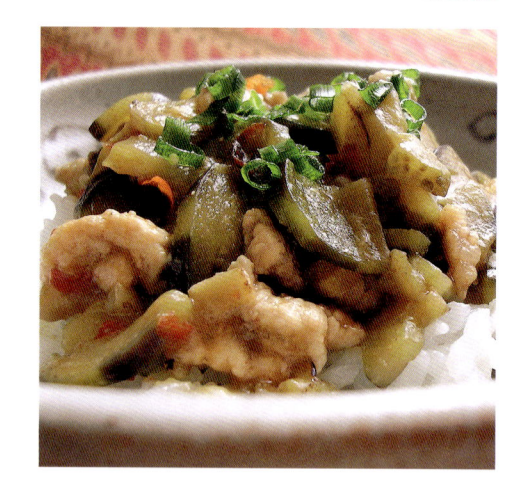

栄養（1人分）
- エネルギー：613kcal
- たんぱく質：20.0g
- 脂質：19.0g
- 炭水化物：86.0g
- カルシウム：44mg
- 鉄：1.3mg
- レチノール当量：43μg
- ビタミンC：8mg
- 食物繊維：3.6g
- 食塩相当量：4.1g

けんちん丼

材料（2人分）
- ごはん…………………………400g
- 絹ごし豆腐……………………240g
- にんじん………………………80g
- 干ししいたけ…………………4枚
- しいたけ戻し汁………………260cc
- しょうゆ………………………大さじ1
- みりん…………………………小さじ2
- 塩………………………………少々
- 卵………………………………2個
- こねぎ…………………………2本

作り方
❶豆腐は1cm角に切り、サッと熱湯でゆでて水を切っておく。
❷干ししいたけは戻し、みじん切りする。戻し汁はとっておく。
❸にんじんをみじん切りにし、しいたけの戻し汁でやわらかくなるまで煮る。
❹③に豆腐としいたけ、調味料を加えて煮る。小口切りしたこねぎを散らし、溶き卵でとじて、ごはんの上に盛る。

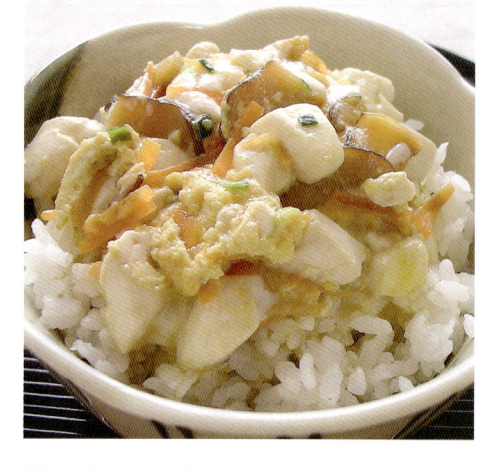

栄養（1人分）
- エネルギー：555kcal
- たんぱく質：19.4g
- 脂質：9.7g
- 炭水化物：95.9g
- カルシウム：106mg
- 鉄：2.5mg
- レチノール当量：378μg
- ビタミンC：4mg
- 食物繊維：5.0g
- 食塩相当量：2.1g

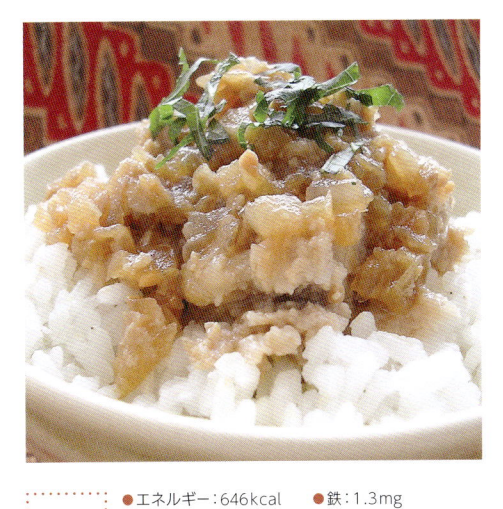

Chapter 4 とっても簡単！
お口にやさしい、やわらかレシピ

豚みそ丼

材料（2人分）
- ごはん……………………400g
- 豚肉（薄切り）……………200g
- たまねぎ……………………1個
- みそ……………………大さじ1強
- みりん………………大さじ1 1/3
- 酒………………………………適量
- 大葉……………………………4枚

作り方
① たまねぎはみじん切りにして炒めてしんなりさせ、みりんとみそをよく合わせておく。
② 薄切り肉を2〜3枚重ねて、両面を縦横に包丁（刃側）でよくたたく。
③ たたいて薄く広がった②の上に、半量の①をのせ、肉でたたみ込む。さらに軽く包丁でたたいて調味料と肉とをなじませ、8mm厚程度に形を整える。
④ フライパンで③の表面を焼き、酒（あるいは湯）を加えて蓋をして、蒸し焼きにする。火が通ったら取り出し、1cm幅に切り分ける。
⑤ ④のフライパンに残りの①を加えて加熱し、煮詰める。
⑥ ごはんの上に、④と⑤をのせ、みじん切りした大葉を散らす。

栄養（1人分）
- エネルギー：646kcal
- たんぱく質：25.1g
- 脂質：17.3g
- 炭水化物：92.0g
- カルシウム：43mg
- 鉄：1.3mg
- レチノール当量：15μg
- ビタミンC：10mg
- 食物繊維：2.8g
- 食塩相当量：1.4g

ロールサンド

材料（1ロール・1食分は1人3〜4ロール）
- サンドイッチ用食パン……1枚
  （8枚切り食パンの耳を切り落としたものでも可）
- 牛乳……………………大さじ1
- マヨネーズ……………………適量
- レタス………………………1/2〜1枚
- ハム……………………………1枚
- トマト………………………1/8個分

作り方
① レタスは手で適当な大きさにちぎる。トマトは種を取り除き、粗みじん切りにする。
② 食パンを電子レンジ（500W）で10〜20秒程度加熱した後、パンの片面にまんべんなく牛乳を塗るようにかけて湿らせる（パンが巻きやすくなる）。
③ ②で牛乳を湿らせた面を下にしてラップの上におき、湿らせていない方の面（上面）にマヨネーズを適量塗る。
④ レタス、ハムを順にのせる。トマトは手前1/4程度の位置に一列に並べ、それを芯にするようにラップごとクルクルと巻く。巻き終わったらラップの両脇をねじって止め、しばらくおいて形を安定させる。
⑤ 食べる前に、ラップの上から1.5cm厚さに切り分け、ラップをはずす。

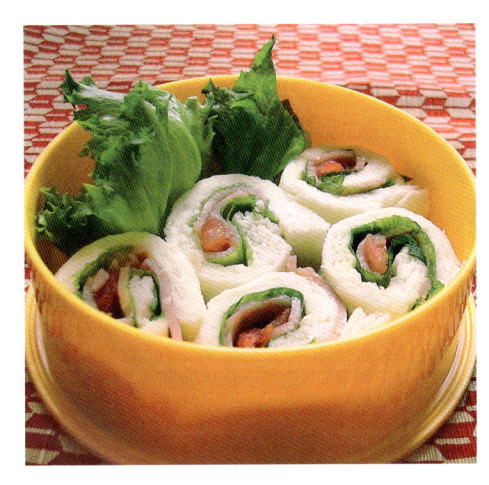

栄養（1ロール）
- エネルギー：124kcal
- たんぱく質：5.0g
- 脂質：6.0g
- 炭水化物：12.0g
- カルシウム：28mg
- 鉄：0.3mg
- レチノール当量：12μg
- ビタミンC：9mg
- 食物繊維：0.7g
- 食塩相当量：0.7g

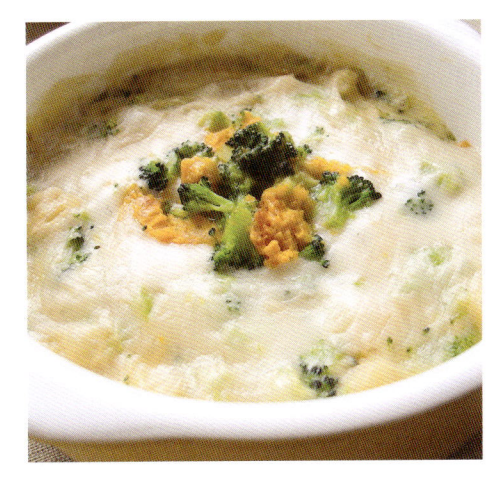

パングラタン

材料（2人分）
- 食パン（8枚切り）…………3枚
- たまねぎ……………………1/2個
- スライスチーズ……………2枚
- ブロッコリー………………30g
- かぼちゃ……………………30g
- ホワイトソース
  - バター10g、小麦粉大さじ3/4、牛乳150cc、スキムミルク大さじ1/2、塩・こしょう適量

作り方
① 食パンは耳を落として、1.5cm四方に切る。
② ブロッコリーはゆでて、粗みじん切りにする。かぼちゃはゆでて、薄切りにする。
③ ホワイトソースをつくる。鍋にバターを溶かし、粗みじん切りしたたまねぎを炒める。しんなりしてきたら、小麦粉を加えて炒める。人肌に温めた牛乳にスキムミルクを溶かし、少しずつ先の鍋に加えてのばしていく。塩・こしょうで味を調え、火から下ろす。
④ ホワイトソースの2/3に、ブロッコリー、パンを加え混ぜ、なじませる。
⑤ 耐熱皿に移し、上にかぼちゃと割いたチーズをのせ、残り1/3量のホワイトソースをかける。
⑥ トースターで10分程度加熱し、やや縁が色づいてきたら取り出す。

栄養（1人分）
- エネルギー：401kcal
- たんぱく質：15.7g
- 脂質：15.2g
- 炭水化物：50.4g
- カルシウム：257mg
- 鉄：0.8mg
- レチノール当量：161μg
- ビタミンC：18mg
- 食物繊維：3.8g
- 食塩相当量：1.7g

やわらかレシピ 6 **主食（ごはん・丼物・パン・めん類）**

ピザ・パンケーキ

材料（2人分）
- ホットケーキミックス……50g
- トマトジュース…………1/4カップ
- たまねぎ………………1/8個
- ピーマン………………1/2個
- ツナ水煮缶……………1/2缶（40g）
- サラダ油………………少々
- ピザ用チーズ…………12g
- ピザソース……………大さじ1

作り方
1. 飾り用に、たまねぎの一部を薄切りに、ピーマンの一部を薄い輪切りにする。残りは粗みじん切りにし、サッと炒めておく。
2. ツナは水気を切っておく。
3. ホットケーキミックスとトマトジュース、炒めたたまねぎとピーマン、ツナを合わせる。
4. フライパンにサラダ油を引き、薄くパンケーキ状に焼く。表面に穴が開いてきたら、返して裏面も焼く。
5. ほぼ火が通ったら、上面にピザソースを塗り、飾り用のたまねぎとピーマン、チーズをのせる。蓋をして、火を止めてチーズが溶けるまで蒸らす。

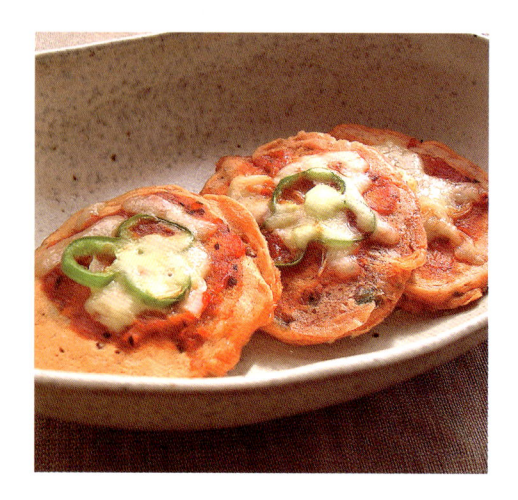

栄養（1人分）
- エネルギー：299kcal
- たんぱく質：16.8g
- 脂質：6.4g
- 炭水化物：43.8g
- カルシウム：227mg
- 鉄：1.0mg
- レチノール当量：63μg
- ビタミンC：17mg
- 食物繊維：2.2g
- 食塩相当量：1.7g

豆腐カルボナーラ

材料（2人分）
- フェットチーネ（幅広のきしめん状パスタ）………乾160g（生220g）写真ではほうれん草入りを使用。
- 絹ごし豆腐……………240g
- 牛乳（生クリーム）………大さじ4
- 粉チーズ…大さじ2〜6（お好みで調節）
- 焼塩鮭のほぐし身…………1切れ分
- たまねぎ………………1/4個
- オリーブオイル（バター）…適量
- 塩・こしょう…………少々

作り方
1. たまねぎは繊維を断つように横方向に薄切りし、オリーブオイルで炒める。
2. 耐熱皿に水気を切った絹ごし豆腐を入れて粗くつぶし、牛乳、粉チーズを加えてなめらかになるまで泡立て器でよく混ぜる。電子レンジ（500W）で1分程度加熱する。
3. ②に①、焼塩鮭のほぐし身を合わせる。塩・こしょうで調味する。
4. ゆでたフェットチーネを器に盛り、③を再度泡立て器でよく混ぜて上にかける。

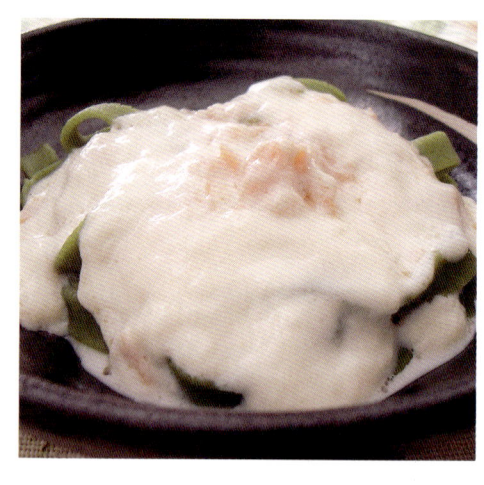

栄養（1人分）
- エネルギー：607kcal
- たんぱく質：34.0g
- 脂質：21.0g
- 炭水化物：65.0g
- カルシウム：274mg
- 鉄：2.4mg
- レチノール当量：55μg
- ビタミンC：4mg
- 食物繊維：3.1g
- 食塩相当量：1.8g

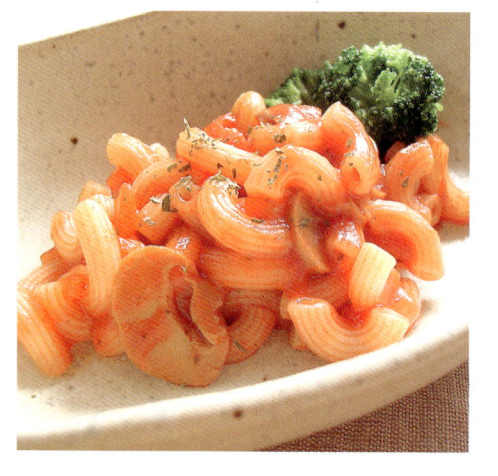

マカロニのナポリタン風

材料（2人分）
- マカロニ………………乾140g
- ハム……………………2枚
- サラダ油………………小さじ1
- たまねぎ………………1/2個
- ベーコン………………1枚
- マッシュルーム水煮缶……20g
- サラダ油………………小さじ1
- ホールトマト缶詰………160g
- A［トマトケチャップ……大さじ1〜2
　　塩………………………少々］
- ローリエ………………1枚
- パセリ…………………適量
- ブロッコリー…………小房4個

作り方
1. たまねぎは粗めのみじん切りにする。ベーコンは5mm幅に切る。マッシュルームは水気を切り、薄切りにする。
2. 鍋にサラダ油を熱し、たまねぎを透き通るまで炒めた後、ベーコン、マッシュルームの順に加え、サッと炒める。
3. ホールトマトを粗くきざみ、②に加え、ローリエを入れて水分がなくなるまで煮詰めた後、ローリエを取り、Aで調味する。
4. 塩ゆでして水気を切ったマカロニと5mm幅に切ったハムを、サラダ油を引いたフライパンで軽く炒める。③を加えてなじませ、器に盛る。きざんだパセリをふり、青ゆでしたブロッコリーを添える。

栄養（1人分）
- エネルギー：424kcal
- たんぱく質：15.5g
- 脂質：11.5g
- 炭水化物：63.2g
- カルシウム：55mg
- 鉄：2.2mg
- レチノール当量：80μg
- ビタミンC：55mg
- 食物繊維：5.1g
- 食塩相当量：3.5g

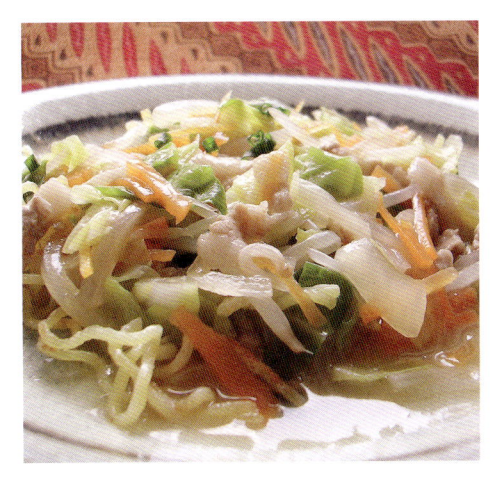

Chapter 4 とっても簡単！お口にやさしい、やわらかレシピ

かた焼きそば

材料（2人分）
- 中華蒸しめん……………2玉
- ごま油………………………大さじ1 1/2
- 豚バラ肉……………………100g
- キャベツ……………………3枚
- もやし………………………100g
- にんじん……………………50g
- たまねぎ……………………1/2個
- 水……………………………400cc
- A ┌ ウスターソース………大さじ1
  │ オイスターソース……大さじ1
  └ 塩・こしょう……………少々
- 水溶き片栗粉……片栗粉・水 各大さじ1
- 万能ねぎ……………………1本

作り方
❶キャベツは2cm角のざく切り、にんじんは1.5cmの細切り、たまねぎはくし型に切り半分に。長いもやしは半分に切る。
❷豚肉は細切りし、さっとゆでておく。
❸フライパンでごま油を熱し、中華めんを入れ、ほぐして平たく広げる。お玉やヘラで軽く押しつけ両面に焼き色をつけたら、3～4cm四方に切り、皿に盛る。
❹③のフライパンにそのまま野菜類を入れて炒める。しんなりしてきたら②の豚肉と水を加え、Aで味を調える。
❺④に水溶き片栗粉を加えてとろみをつけ、③の焼きそばの上にかける。万能ねぎを小口切りにし、上に散らす。

栄養（1人分）
- エネルギー：573kcal
- たんぱく質：22.0g
- 脂質：18.0g
- 炭水化物：79.0g
- カルシウム：83mg
- 鉄：1.7mg
- レチノール当量：186μg
- ビタミンC：43mg
- 食物繊維：6.7g
- 食塩相当量：2.5g

とろろ蒸しそばの卵あんかけ

材料（2人分）
- ゆでそば……………………2玉
- とろろ………………………240g
- だし汁………………………100cc
- 卵……………………………2個
- だし汁………………………360cc
- 本みりん……………………大さじ1
- 薄口しょうゆ………………大さじ1 1/2
- 水溶き片栗粉…片栗粉・水 各大さじ1/2
- オクラ………………………適宜

作り方
❶とろろをだし汁でのばし、そばを入れて、よく混ぜ合わす。
❷耐熱容器に①の半量を入れ、ラップをして電子レンジ（500W）で2分程度加熱する（とろろの端が透明になり、器を揺らすと、そばが固まりで動く程度になる）。残り半量も同様に加熱する。
❸だし汁に調味料を加え、火にかけて煮立てる。水溶き片栗粉を加え、とろみをつけた後、よく溶いた卵を流し入れてかき混ぜ、卵あんをつくる。
❹浅めの器に②のそばを盛り、卵あんをそばが見える程度にかける。青ゆでしたオクラの小口切りを飾る。

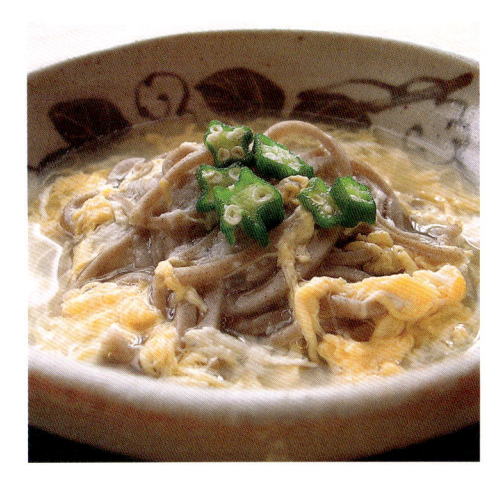

栄養（1人分）
- エネルギー：517kcal
- たんぱく質：22.3g
- 脂質：7.8g
- 炭水化物：90.1g
- カルシウム：76mg
- 鉄：3.4mg
- レチノール当量：80μg
- ビタミンC：9mg
- 食物繊維：6.1g
- 食塩相当量：2.9g

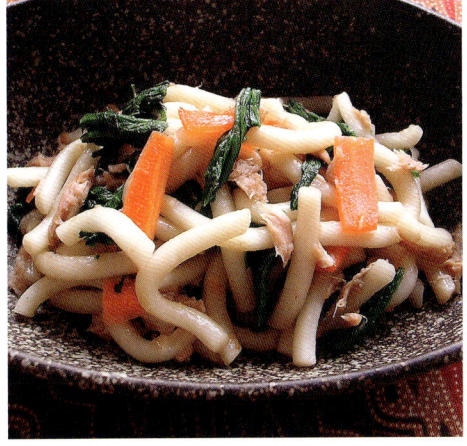

焼きうどん

材料（2人分）
- ゆでうどん…………………2玉
- チンゲンサイ（葉部分）……2株
- にんじん……………………40g
- シーチキン缶（油漬フレーク）…1缶
- サラダ油……………………大さじ1
- オイスターソース…………大さじ2

作り方
❶チンゲンサイの葉は、長さ・幅とも2～3cmになるように切る。にんじんもチンゲンサイと同じ長さにし、薄い短冊に切る。シーチキンは油を切っておく。うどんは4cmになるよう、縦横に切る。
❷フライパンにサラダ油を引き、にんじん、チンゲンサイを順に加えて火を通す。
❸うどんを加え、大さじ1杯の湯をふりかける。水気がなくなってきたら、シーチキンを加え、最後にオイスターソースで調味する。

栄養（1人分）
- エネルギー：456kcal
- たんぱく質：15.6g
- 脂質：16.3g
- 炭水化物：59.1g
- カルシウム：111mg
- 鉄：1.5mg
- レチノール当量：301μg
- ビタミンC：10.9mg
- 食物繊維：3.6g
- 食塩相当量：3.5g

やわらかレシピ **7**

おやつ

おやつは「間食」ともいうように、本来は食事のひとつ。歯の治療中でうまく噛めなかったりすると、栄養バランスは偏ってしまいがちですので、一般的に不足しがちなビタミン・ミネラル類、食物繊維に加え、たんぱく質や水分を「おやつ」で補給したいところです。つぎの食事に影響しないように気つけて、楽しみながら、栄養補給をしてみましょう。

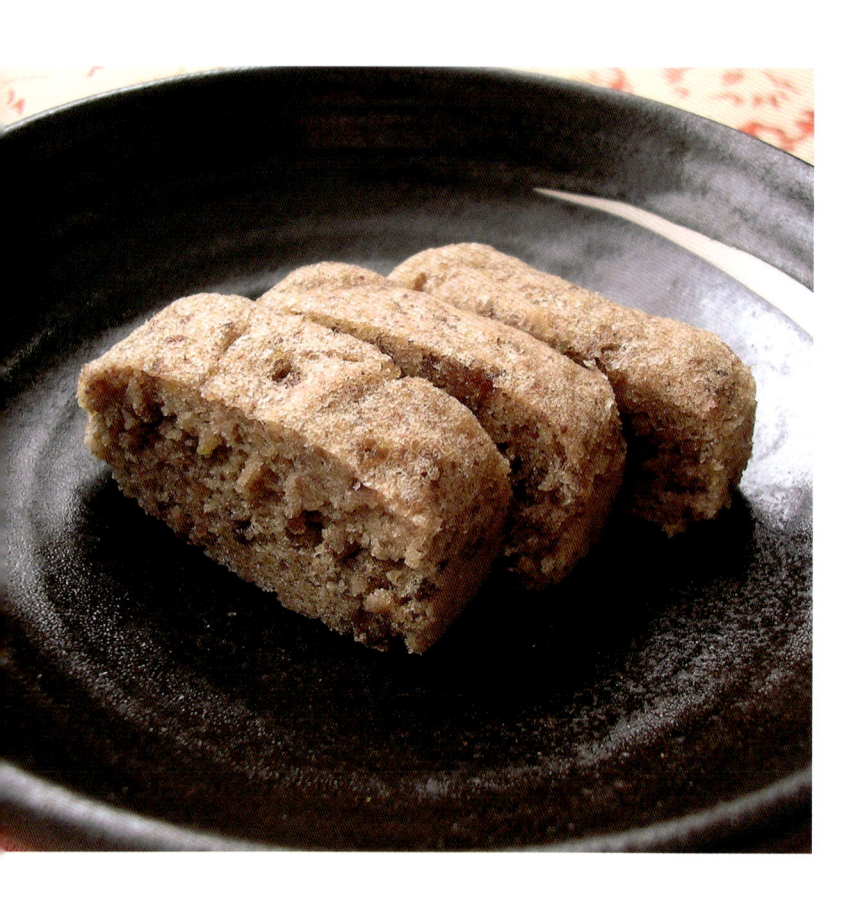

米粉の小倉蒸しパン

材料（約5～6人分）
- 卵………………………1個
- ゆで小豆（缶）………………100g
- 上新粉……………………20g
- 砂糖………………………大さじ1 1/2
- 砂糖（メレンゲ用）…………大さじ1/2

作り方
1. 卵は黄身と白身を分ける。
2. ゆで小豆、卵黄、上新粉、砂糖（メレンゲ用を除く）をミキサーにかけてよく合わせる。
3. 卵白にメレンゲ用の砂糖を加え、しっかりと泡立ててメレンゲをつくる。
4. ②と③をさっくりと合わせ、好みの型に移し、蒸し器で25～30分ほど蒸す。

ビタミン、ミネラルの豊富な小豆は
栄養補給の強い味方。
ふわふわモチモチがうれしい。

栄養（1人分）
- エネルギー：89kcal
- たんぱく質：2.4g
- 脂質：1.1g
- 炭水化物：17.0g
- カルシウム：8mg
- 鉄：0.5mg
- レチノール当量：15μg
- ビタミンC：0mg
- 食物繊維：0.7g
- 食塩相当量：0.1g

POINT
- 蒸す際は強火にするとふんわりおいしく蒸しあがる。
- 型には、あらかじめ油を薄く塗っておくか、クッキングシートを敷いておくと、蒸した後に取り出しやすい。

Chapter 4 とっても簡単！お口にやさしい、やわらかレシピ

豆腐団子

材料（2人分）
- 絹ごし豆腐………50g
- 白玉粉……………50g
- きなこ………………大さじ2
- 黒蜜…………………小さじ2

作り方
❶豆腐はさっとゆでてから、水気を軽く切ってつぶす。白玉粉を混ぜ合わせ、耳たぶくらいの硬さにこねる。
❷①を丸めて団子状にし、手のひらで軽く押して全体的に少し扁平にし、さらに中心を軽く押してへこませる。
❸たっぷりの湯で②をゆでる。浮き上がってきたら冷水に取る。
❹きなこと黒蜜を、水を切った団子にからめる。

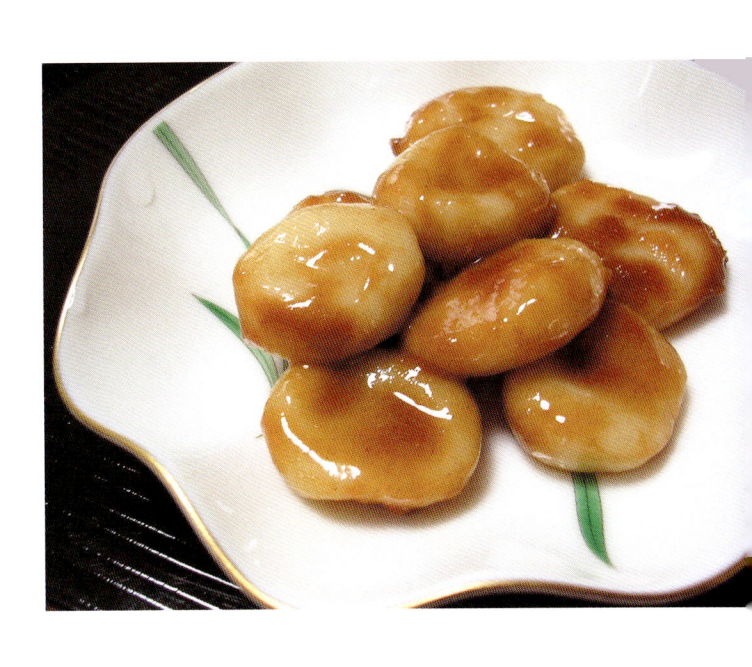

一度に食べられないときの手軽なヘルシーおやつに。

POINT
- きなこはあらかじめしっとりさせてから使う。このほか、みたらしやあんなども合う。

栄養（1人分）
- エネルギー：154kcal
- たんぱく質：5.0g
- 脂質：2.4g
- 炭水化物：27.7g
- カルシウム：41mg
- 鉄：1.3mg
- レチノール当量：0μg
- ビタミンC：0mg
- 食物繊維：1.2g
- 食塩相当量：0g

かぼちゃとゆで小豆の蒸しもち

材料（約8人分：16×6×5cmの型1本分）
- 上新粉……………1/2カップ
- 白玉粉……………1/2カップ
- 絹ごし豆腐………150g
- 砂糖…………………大さじ1
- 塩……………………小さじ2/3
- かぼちゃ（冷凍）……100g
- 砂糖…………………大さじ1
- ゆで小豆（缶）………125g

作り方
❶豆腐はさっとゆで、ざるにあげて水気を軽く切っておく。
❷かぼちゃは電子レンジなどで、おおよそ解凍する。熱くなるまで加熱する必要はない。2cm角程度に切り、砂糖をまぶしておく。
❸上新粉と白玉粉に、①の豆腐をくずし入れ、よく合わせる。握るとまとまるが、くずすとボロボロになる状態にする。水分が少ない場合は、適宜水を足す。
❹③に砂糖と塩を加えて、こし器など粗い目のものでふるう。
❺④に②のかぼちゃをサッと混ぜ合わせる。
❻型にクッキングシートを敷き、⑤の生地を均等に入れる。かぼちゃが適当に散らばっていると、切り分けたときの切り口がきれいになる。さらに、その上にゆで小豆を均等にのせる。
❼⑥に濡れ布巾をかぶせ、湯気の立った蒸し器で20分ほど蒸す。
❽蒸し器から取り出し、濡れ布巾をかぶせたまま、あら熱を取る。適宜切り分ける。

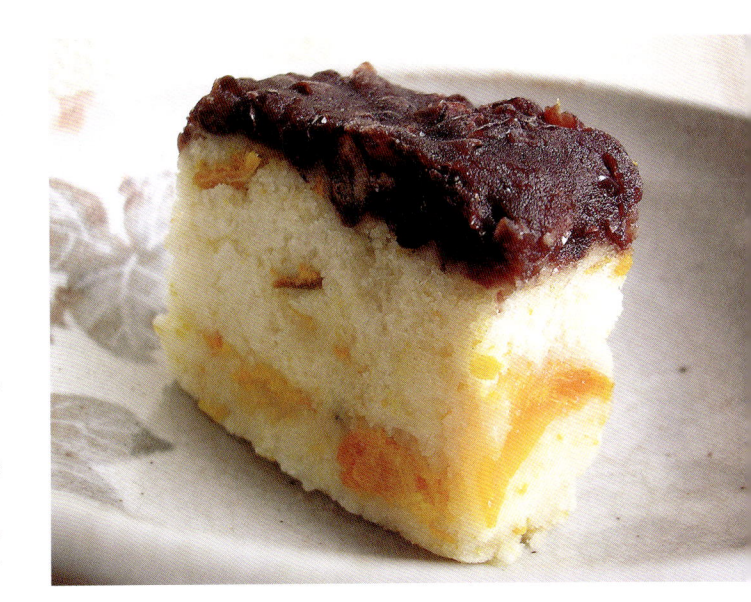

小豆とかぼちゃのやさしい甘みでからだがホッとする充実のおやつ。食べにくいときの軽食にも。

POINT
- 時間が経つと硬くなるので、水で少し湿らせてから電子レンジで温め直すとおいしい。

栄養（1人分）
- エネルギー：160kcal
- たんぱく質：3.6g
- 脂質：0.9g
- 炭水化物：33.4g
- カルシウム：15mg
- 鉄：0.7mg
- レチノール当量：39μg
- ビタミンC：4mg
- 食物繊維：1.6g
- 食塩相当量：0.3g

やわらかレシピ 7　おやつ

しょうがアイス

材料(2人分)
- しょうがジャム(作りやすい分量)
  - しょうが*……………100g
  - 砂糖……………60g〜お好みで
  - レモン汁……………小さじ1
- アイスクリーム………100g

*しょうがはよく洗った後、丸ごといったん冷凍して解凍したものを用いる。

作り方
① しょうがは皮ごと薄くスライスし、フードプロセッサーにかけ、大きなかたまりが残らない状態にする。
② 鍋にしょうがと砂糖、レモン汁を加え、中火で3分ほど加熱する。あら熱を取り、冷蔵庫で保存する。
③ 冷やしたしょうがジャム20g程度と、市販のバニラアイスクリーム100gをよく合わせる。

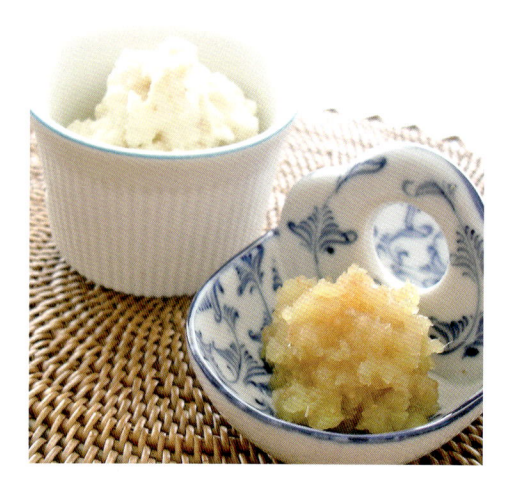

栄養(1人分)
- エネルギー：116kcal
- たんぱく質：2.0g
- 脂質：4.0g
- 炭水化物：18.3g
- カルシウム：71mg
- 鉄：0.1mg
- レチノール当量：29μg
- ビタミンC：0mg
- 食物繊維：0.2g
- 食塩相当量：0.2g

カルシウム強化れんこんもち

材料(2人分)
- れんこん……………80g
- 上新粉……………大さじ1弱
- スキムミルク……………大さじ1弱
- 塩……………少々
- ゆで小豆(砂糖入)……………適量(大さじ3程度)

作り方
① れんこんは皮をむき、水にさらした後にすりおろす。
② ①に上新粉、スキムミルク、塩を加え、よく混ぜ合わす。
③ ②を6等分して丸め、耐熱容器に並べてラップをし、電子レンジ(500W)で2分程度加熱する。
④ ③を器に盛り、ゆで小豆を添える。

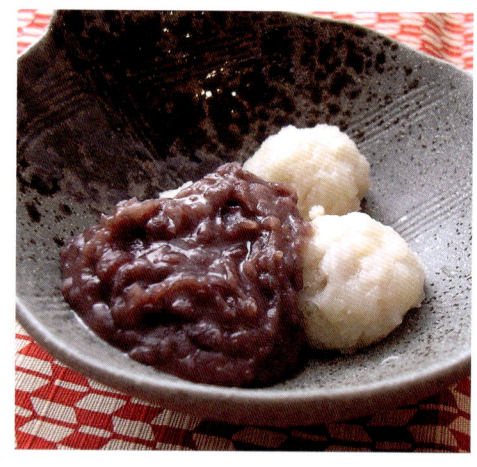

栄養(1人分)
- エネルギー：116kcal
- たんぱく質：3.0g
- 脂質：0g
- 炭水化物：26.0g
- カルシウム：40mg
- 鉄：0.6mg
- レチノール当量：0μg
- ビタミンC：8mg
- 食物繊維：1.9g
- 食塩相当量：1.1g

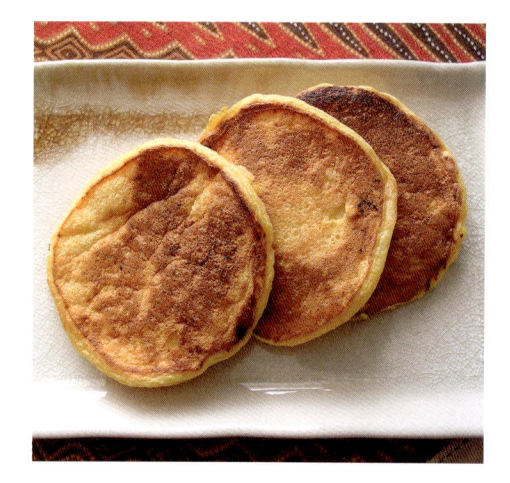

はんぺんとじゃがいものパンケーキ

材料(2人分)
- じゃがいも(中)……………1個
- にんじん……………50g
- はんぺん……………1枚
- 卵……………1個
- 小麦粉……………大さじ2
- ごま油……………少々

作り方
① 皮をむいたじゃがいも、にんじんをざく切りにして、フードプロセッサーにかける。
② ①に粗くちぎったはんぺん、卵を加え、さらにフードプロセッサーにかけてなめらかにする。
③ ②に小麦粉を全体に行き渡るように混ぜ合わせる。
④ ③の種を6等分し、ごま油を引いたフライパンで丸く平らに形を整え、弱火〜中火で焼いて火を通す。

栄養(1人分)
- エネルギー：175kcal
- たんぱく質：9.5g
- 脂質：5.0g
- 炭水化物：22.5g
- カルシウム：31mg
- 鉄：1.0mg
- レチノール当量：218μg
- ビタミンC：11mg
- 食物繊維：1.8g
- 食塩相当量：0.8g

Chapter 4 とっても簡単！お口にやさしい、やわらかレシピ

ごはんのお焼き

材料（2人分）
- ごはん……………………65g
- ホットケーキミックス……20g
- みそ………………………大さじ2/3
- 牛乳………………………大さじ2
- サラダ油…………………適量

作り方
❶ごはんとみそ、ホットケーキミックスを加えてよくこね混ぜる。
❷牛乳を少量加えて棒状にまとめ、ラップをして、電子レンジ（500W）で1分程度加熱する。
❸厚さ1cm程度に切り、熱してサラダ油を引いたフライパンで焼き目をつける。

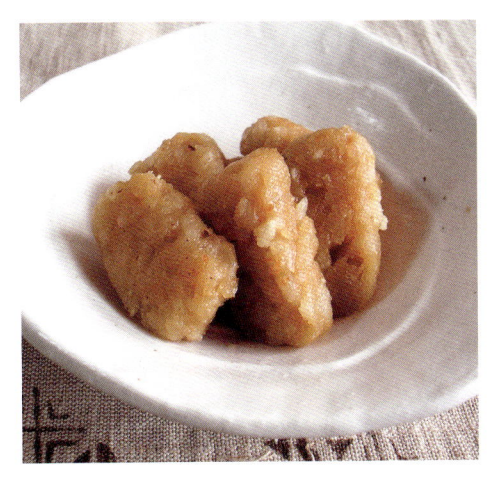

栄養（1人分）
- エネルギー：246kcal
- たんぱく質：6.7g
- 脂質：3.5g
- 炭水化物：46.1g
- カルシウム：78mg
- 鉄：0.9mg
- レチノール当量：13μg
- ビタミンC：0mg
- 食物繊維：1.6g
- 食塩相当量：2.6g

パンアイス

材料（約6人分・作りやすい分量）
- 食パン（8枚切り）………1.5枚分
- 煮豆（白金時など）………10〜20g
- 水…………………………200cc
- 砂糖………………………大さじ3弱
- 生クリーム………………200cc
- 卵黄………………………1個分

作り方
❶食パンの耳を切り落とし、5mm角に切る。鍋に水と砂糖を入れ、火にかけ、煮溶かす。そこへパンを加えて2分間煮る。
❷あら熱を取り、卵黄、生クリーム、煮豆と一緒にミキサーにかける。
❸冷凍庫で冷やし固める。

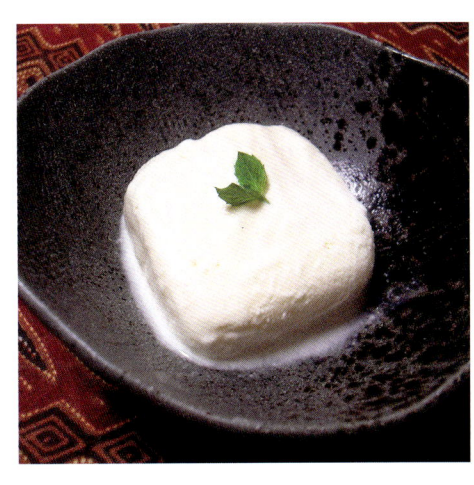

栄養（1人分）
- エネルギー：211kcal
- たんぱく質：2.4g
- 脂質：16.5g
- 炭水化物：12.4g
- カルシウム：29mg
- 鉄：0.3mg
- レチノール当量：144μg
- ビタミンC：0mg
- 食物繊維：0.4g
- 食塩相当量：0.2g

豆腐ムース

材料（2人分）
- 絹ごし豆腐………………130g
- 生クリーム………………100cc
- ゼラチン…………………5g
- レモン汁…………………少々
- 砂糖………………………大さじ2 1/2
- 抹茶………………………少々

作り方
❶ゼラチンは水大さじ1 1/2にふり入れる。ふやけたら、電子レンジ（500W）で30秒〜1分程度加熱して溶かす。このとき、沸々させない。
❷豆腐はサッとゆで、水気を切っておく。
❸生クリームを泡立てる。
❹豆腐と砂糖、レモン汁、溶かしたゼラチンを合わせて、ミキサーにかける。
❺❸と❹、抹茶をさっくり合わせ、器に入れて冷蔵庫で冷やし固める（約1〜2時間）。

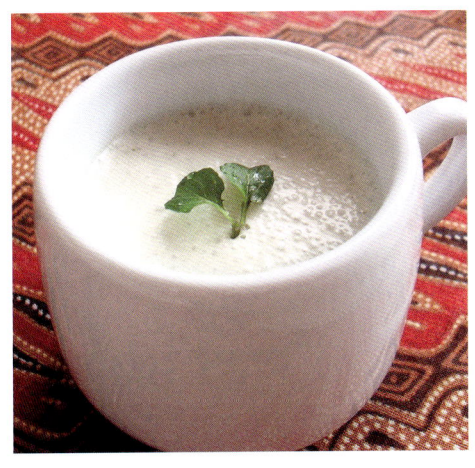

栄養（1人分）
- エネルギー：307kcal
- たんぱく質：6.4g
- 脂質：24.5g
- 炭水化物：14.8g
- カルシウム：59mg
- 鉄：0.6mg
- レチノール当量：195μg
- ビタミンC：1mg
- 食物繊維：0.2g
- 食塩相当量：0.1g

やわらかレシピ 7　おやつ

マロンムース

材料（2人分）
- 栗甘露煮……………2～3個（約40g）
- アイスクリーム*…………100g
- 牛乳……………………20cc
- ゼラチン………………2g
- 水………………………18cc

＊アイスクリームは使用前に早めに冷凍庫から出し、やわらかくしておく。

作り方
❶ゼラチンは耐熱容器に入れた水にふり入れ、電子レンジ（500W）で20秒程度加熱して溶かす。
❷栗、アイスクリーム、牛乳をミキサーにかける。なめらかになったら、①のゼラチンを加え、さらにかき混ぜる。
❸こし器などでこしながら、器に流し入れ、冷蔵庫で冷やし固める（約1～2時間）。

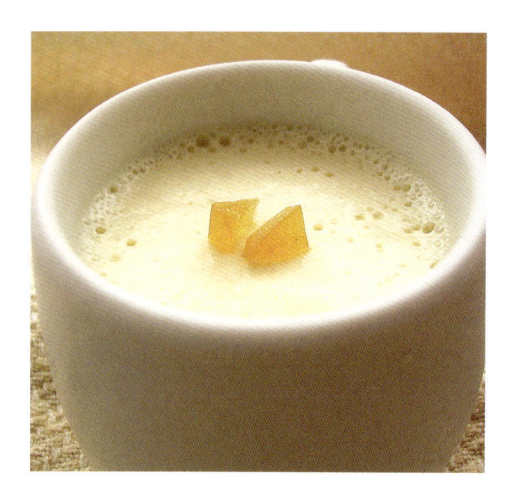

栄養（1人分）
- エネルギー：148kcal
- たんぱく質：3.5g
- 脂質：4.5g
- 炭水化物：23.4g
- カルシウム：83g
- 鉄：0.2mg
- レチノール当量：33μg
- ビタミンC：0mg
- 食物繊維：0.6g
- 食塩相当量：0.2g

みかんのマシュマロムース

材料（2人分）
- マシュマロ………………50g
- 無糖ヨーグルト…………80g
- みかん缶詰………果肉・液汁 各50g

作り方
❶みかんの果肉と液汁をミキサーにかける。
❷①を電子レンジ（500W）で1分程度加熱し、熱いうちにマシュマロをちぎり入れ、完全に溶かす。溶けきらない場合は湯煎にかけて溶かす。
❸ヨーグルトを加え、器に入れて冷蔵庫で冷やし固める（約3時間）。

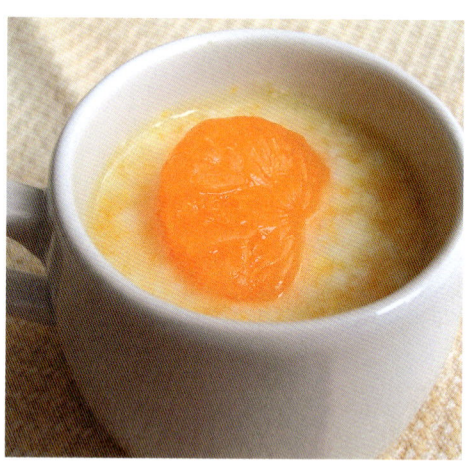

栄養（1人分）
- エネルギー：135kcal
- たんぱく質：2.1g
- 脂質：1.2g
- 炭水化物：28.9g
- カルシウム：51mg
- 鉄：0.1mg
- レチノール当量：22μg
- ビタミンC：4mg
- 食物繊維：0.1g
- 食塩相当量：0g

りんごとさつまいもの重ね煮

材料（2人分）
- さつまいも………………100g
- りんご……………………1/2個
- レーズン…………………20g
- 湯…………………………80cc
- 砂糖………………………大さじ1
- バター……………………12g

作り方
❶レーズンは湯で戻しておく。戻し汁は煮汁に使うので捨てない。
❷さつまいもとりんごは皮をむき、2mm厚のいちょう切りにする。
❸鍋に材料とレーズンの戻し汁を入れ、蓋をして弱火で10分程度、やわらかくなるまで煮る。

栄養（1人分）
- エネルギー：198kcal
- たんぱく質：1.1g
- 脂質：5.1g
- 炭水化物：39.1g
- カルシウム：33mg
- 鉄：0.5mg
- レチノール当量：33μg
- ビタミンC：13mg
- 食物繊維：3.4g
- 食塩相当量：0.1g

Chapter 4 とっても簡単！お口にやさしい、やわらかレシピ

さつまいもとこしあんのマーブル巻き

材料（2人分）
- さつまいも……………120g
- こしあん………………24g
- 牛乳または生クリーム……40cc

作り方
① さつまいもは皮をむき、電子レンジ（500W）で2～3分程度加熱して、熱いうちにフォークで粗くつぶす。
② こしあん、牛乳を混ぜ、ラップを敷いた巻きすで巻いて、30分ほど冷蔵庫に入れてなじませる。
③ 7mm厚に切り分ける。

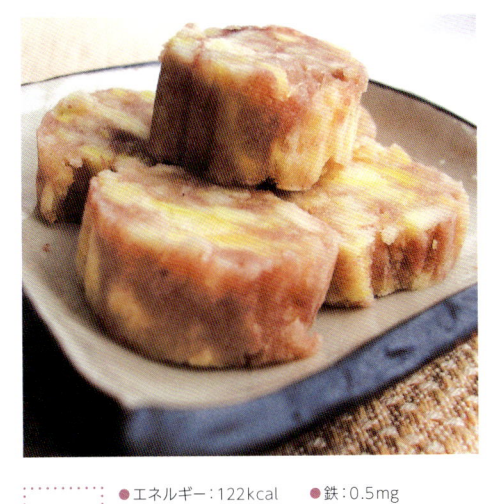

栄養（1人分）
- エネルギー：122kcal
- たんぱく質：2.1g
- 脂質：1.0g
- 炭水化物：26.2g
- カルシウム：54mg
- 鉄：0.5mg
- レチノール当量：9μg
- ビタミンC：12mg
- 食物繊維：3.0g
- 食塩相当量：0g

かぼちゃきんつば

材料（2人分）
- あん
  - 冷凍かぼちゃ……100g（解凍して皮を除いた重さ）
  - 砂糖……………小さじ2
  - 塩………………少々
  - はちみつ………小さじ2/3
- 皮
  - 白玉粉…………小さじ1
  - 水………………大さじ2
  - 小麦粉…………大さじ1
  - 砂糖……………小さじ2
  - 塩………………少々
- サラダ油……………適量

作り方
① 冷凍かぼちゃを電子レンジで解凍し、皮を除いてつぶす。
② 砂糖、塩、はちみつを混ぜ合わせる。
③ 1.5cm厚にのばし、3cm四方に切る。
④ 白玉粉に少しずつ水を加えながら、ダマがなくなるまでよく溶く。さらに、小麦粉、砂糖、塩を加える。
⑤ フライパンを弱火で熱して薄くサラダ油を引き、③のあんの広い面に④の衣をつけて焼く。薄く色づいたら、他の面も衣をつけて順次焼く。

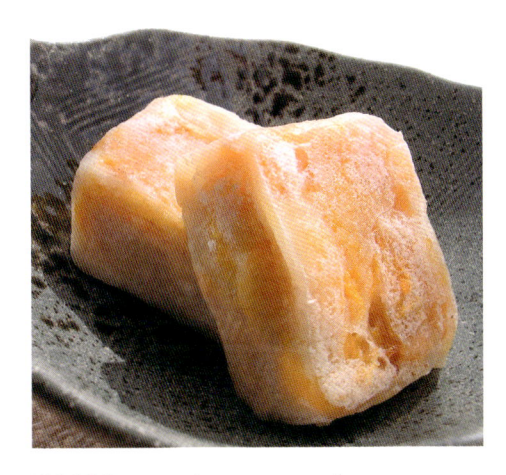

栄養（1人分）
- エネルギー：108kcal
- たんぱく質：1.4g
- 脂質：0.3g
- 炭水化物：25.2g
- カルシウム：8mg
- 鉄：0.3mg
- レチノール当量：165μg
- ビタミンC：16mg
- 食物繊維：2.2g
- 食塩相当量：0.1g

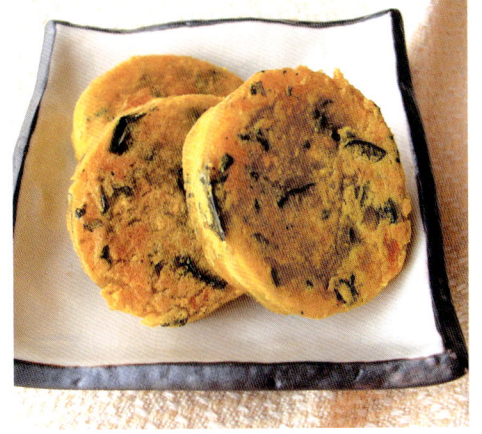

かぼちゃのお焼き

材料（2人分）
- 冷凍かぼちゃ……………100g
- 砂糖………………………小さじ2
- 片栗粉……………………大さじ1
- サラダ油…………………適量

作り方
① かぼちゃは電子レンジで解凍し、熱いうちに他の材料と合わせる。
② 直径3～4cmの棒状にまとめてラップに包み、冷ましてなじませる。
③ 1cm厚に切り、サラダ油を引いたフライパンで両面焼く。

栄養（1人分）
- エネルギー：75kcal
- たんぱく質：0.8g
- 脂質：0.2g
- 炭水化物：17.7g
- カルシウム：7mg
- 鉄：0.3mg
- レチノール当量：165μg
- ビタミンC：16mg
- 食物繊維：2.1g
- 食塩相当量：0g

Column 食べる姿勢の大切さ

　デスクワークをしているとき、リラックスしているときなど、私たちはそれぞれの目的に合わせた姿勢を取っていますよね？　食事をするときも同じように、無意識のうちに食事に合った姿勢をしています。

　では、食事に合った姿勢とはどのような姿勢でしょうか？　それは、座って首を少し前に倒した姿勢です。首の角度は、首の下にこぶし1個分が入るくらいがちょうどよいといわれています。それ以上あごを引いても上げても、首周りの筋肉が過度に緊張してしまうので、のどの動きが妨げられ、飲み込むのがつらくなります。さらにあごを上げると、のどと気管がともにまっすぐに伸びて、食べものが食道ではなく気管に入りやすくなり、危険な状態になるので注意が必要です。また、食道は背骨と気管に挟まれているため、やや扁平になっていて、入口が狭くなっています。顔を正面でなく左右方向に向けていると、もともと狭くなっている食道の入口がますます狭くなり、食べものが通過しにくい状況をつくってしまうことがあります。テレビを見ながらの食事は、あごの角度や顔の向きが乱れやすく、危険ですので気をつけましょう。

　食事をするときの姿勢でもうひとつ大切なポイントがあります。それはからだの安定性です。左右の腕が違う動きをしたときでも、からだの左右のバランスが取れていることが大事なのです。また、左右のバランスだけでなく、前後のバランスも重要です。机の上にある食事を箸でつまんだり、一口大に切り分けたり、お口に運んだりすることは、椅子に深く座り、もたれた状態ではできません。

　このように、前後左右のからだのバランスを取るには、腹筋や背筋の力のほかに足で踏ん張る力が必要になります。そのためには、両足がしっかりと床に着いていることが大切です。椅子が高くて足がブラブラしてしまう場合には、床に台などをおいて工夫しましょう。

　また、リラックスチェアや車椅子など、やや後傾になっている椅子は、前後への重心の移動がしづらいうえに、あごが上がりやすくなるので、そのままでは食事には向きません。別の椅子に座り変えるか、クッションなどで姿勢を補正してください。

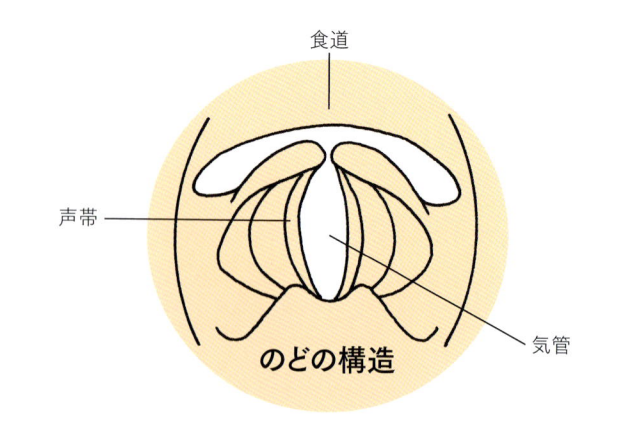

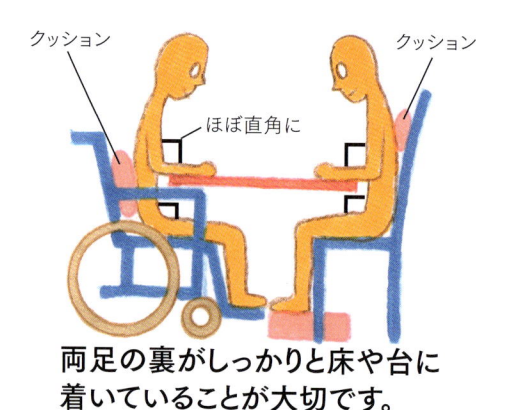

のどの構造
食道／声帯／気管

両足の裏がしっかりと床や台に着いていることが大切です。
クッション／ほぼ直角に／クッション

おわりに

　食事の3大要素をご存知ですか？　食事の3大要素とは、「安全」「栄養」「楽しみ」の3つの要素のことです。この3大要素をすべて備えた食事が、理想的な食事であるといわれています。
　まず1つ目の「安全」。これは食品そのものに毒性がないことや、食中毒を起こす心配がないなど、安全な食品であることを指します。「安全」には、窒息や誤嚥の危険がないなど、安全に食べられることも含まれます。つぎに、2つ目の「栄養」。これは、食べる人に必要なエネルギーや栄養素を、バランスよく体に取り入れることができることを指します。「栄養」は食事の内容はもちろんですが、食べる量にも大きく左右されます。そして、3つ目の「楽しみ」。「楽しみ」は文字通り、食べることに楽しさを感じられること、食事が待ち遠しいことなどを指します。
　歯科治療中、治療後のかたは、お口の中に痛みがあったり、あごや舌、頬をうまく動かせなかったりします。そのため、治療以前の食事のままでは、よく噛むことができないことが多く、「安全」に食べることができなくなってしまったり、疲労を感じて少ししか食べられず「栄養」が不足してしまったり、食べることが苦痛になって「楽しみ」どころではなくなってしまったり……と、食事の3大要素を揃えるのが難しくなってしまいがちです。
　歯科治療によって食事の3大要素が揃わなくなってしまっても、「歯科治療は一時的だし、治療中は仕方ない」と、理想の食事を諦めていしまっているかたも多いのではないでしょうか？　でも、治療中で理想の食事ができなくなってしまっても、できる限り食事の3大要素を揃えて、幸せな食事をしていただきたい……。そんな思いで、現在に至るまで、いろいろなレシピを考えてきました。
　レシピを考えるうえで、気をつけているのは2つ。「食べやすさ」と、「一緒に食べるかたの食事との兼ね合い」です。食べやすい食事は、無理なく安全に、楽しく食べられ、結果的に十分な量を食べていただけることと思います。ただ、「食べやすさ」を追求するあまり、一緒に食事をするかたと比べて自分の分だけ見た目が違ったり、品数が少なかったりすると、がっかりしてしまい、楽しみが半減してしまって、食欲もわきませんよね？　そこで、レシピを作成する際には、「一緒に食べるかたの食事との兼ね合い」を考えて、誰が食べても食べやすいものや、特別に食べやすくなるように工夫した場合でも、見た目が同じものになるように心がけました。レシピ通りだけでなく、お好みの味付け、旬の食材などにアレンジして、ご活用いただければ幸いです。
　本書は、『歯医者さんの待合室』、『nico』(クインテッセンス出版)の連載と特集を単行本化するにあたり再構成したものです。出版に際し、連載のきっかけを与えてくださいました東京医科歯科大学大学院名誉教授の植松　宏先生に心より御礼申し上げます。また、連載中、クインテッセンス出版編集部のみなさまには大変お世話になりました。とくに、連載中より多大なるご助言をいただき、本書企画にご尽力くださいましたnico編集長の中島　郁氏、出版にあたりご配慮くださいました書籍編集部の河上　準氏に感謝申し上げます。

小城明子

掲載製品のお問い合わせ先 （掲載順・2013年8月現在）

キユーピー㈱
TEL：0120-14-1122

掲載製品
[やさしい献立] 15
- なめらかおかず　鶏肉と野菜
- なめらかおかず　大豆の煮もの
- やわらかおかず　かぼちゃの含め煮
- やわらかおかず　かれいと大根の煮もの
- 鮭と野菜のかきたま
- 牛ごぼうしぐれ煮
- 鶏だんごの野菜煮込み
- たらつみれのみぞれ煮

和光堂㈱
TEL：0120-88-9283

掲載製品
[食事は楽し] 15
- なめらかビーフシチュー
- なめらかチキンクリームシチュー
- かぼちゃの鶏そぼろ煮
- 5種野菜のきんぴら煮
- 牛肉の赤ワイン煮
- 7種野菜のトマトリゾット
- 煮込みハンバーグデミグラスソース
- 白身魚だんごのかに玉あんかけ

森永製菓㈱
TEL：0120-560-162

掲載製品
[ウイダーinゼリー] 16
- エネルギーイン（マスカット味）
- プロテインイン（ライチヨーグルト味）
- マルチビタミンイン（グレープフルーツ味）
- マルチミネラルイン（グレープ味）

大塚製薬㈱
TEL：0120-550-708

掲載製品
[カロリーメイト] 16
- ゼリータイプ（アップル味）
- 缶タイプ（コーンスープ味）
- 缶タイプ（コーヒー味）
- 缶タイプ（カフェオレ味）
- 缶タイプ（ココア味）

味の素㈱
TEL：0120-68-8181

掲載製品
[クノール®カップスープ] 17
- チキンコンソメ
- オニオンコンソメ
- コーンポタージュ
- ポタージュ

㈱紀文食品
TEL：0120-012-778

掲載製品
[玉子とうふ] 17

㈱ふじや食品
TEL：0120-38-1002

掲載製品
[特撰　玉子とうふ110g×3] 17

㈱明治
TEL：0120-598-369

掲載製品
[明治ブルガリアヨーグルト
LB81] 17

ダノンジャパン㈱
TEL：0120-409610

掲載製品
[ダノンビオ　プレーン・加糖] 17

カゴメ㈱
TEL：0120-401-831

掲載製品
[野菜生活100　オリジナル] 17
[野菜生活100ジュレ
ヘルシートマト] 17
[野菜生活100ジュレ
すりおろしリンゴ] 17

㈱伊藤園
TEL：0800-10-1100

掲載製品
[1日分の野菜] 17

やわらかレシピ・さくいん

1 肉料理

- 牛すね肉とれんこんの中華煮 31
- 手羽先のお酢煮 28
- 鶏の南蛮蒸し 29
- 鶏ひき肉と里いものグラタン 27
- とんかつ 30
- 肉じゃが 30
- バナナケバブ 28
- ハワイアン巻き 29
- ハンバーグ 31
- ビーフストロガノフ 28
- 豚肉のしょうが炒め 26
- 豚肉の梅肉サンド／ロール 30
- やわらか酢豚 27
- 油淋鶏
  （鶏から揚げの中華だれがけ） 31
- ロールキャベツ 29

2 魚料理

- きす天ぷらおろし煮 35
- 鮭しゅうまい 33
- さわらの菜の花蒸し 36
- 塩鮭クリーム焼き 32
- 白身魚のトマトソース 37
- すり身だんごの野菜あんかけ 35
- たらと白菜のレンジ蒸し 33
- たらのフライ
  トマトソースかけ 36
- たらの黄金蒸し 34
- ぶり大根 36
- まぐろのたたき風 37
- 真鯛のブイヤーベース仕立て 35
- めかじきのわさび
  マヨネーズ和え 34
- 焼きさわらの煮浸し 34
- りんごとほたての
  マヨネーズ和え 37

3 野菜・海藻

- 海藻ゼリー 42
- かぼちゃ豆腐 41
- きゅうりとわかめの酢の物 39
- 大根サラダ 40
- なすの利休和え 41
- にんじんのしらす煮 40
- 白菜サラダ 40
- ひじきとれんこんの梅酢和え 43
- ブロッコリー入り卵焼き 41
- ほうれん草の変わりごま和え 42
- ほうれん草の海苔佃煮和え 43
- もずくのおろし和え 43
- 野菜たっぷりフラン 38
- 野菜もち 39
- ラタトゥイユ 42

4 スープ

- じゃがいものポタージュスープ 45
- 野菜と豆腐のポタージュスープ 45
- れんこんのすり流し 45
- 和風トマトスープ 44

5 缶詰・レトルト・お惣菜のアレンジ

- 卵の花の白和え 49
- 牛大和煮の炒め物 46
- さば水煮缶とナムルの和え物 48
- さば味噌煮缶のトマト煮 47
- 鶏ささみ缶とみつばの
  わさび和え 48
- ひじきの白和え 49
- 冷凍食品を使ったオムライス 49
- レタスとコーンビーフの炒め煮 48
- レトルトを使ったリゾット 47

6 主食（ごはん・丼物・パン・めん類）

- あかねごはん 53
- うなぎちらし 50
- かた焼きそば 57
- 変わり親子丼 51
- 牛ごぼう飯 53
- けんちん丼 54
- ごまだれうどん 51
- じゃことひじきの
  しょうが梅ごはん 52
- 大根と干物の梅チャーハン 52
- たこ飯 52
- チキン・オレンジライス 54
- 豆腐カルボナーラ 56
- とろろ蒸しそばの卵あんかけ 57
- パングラタン 55
- ピザ・パンケーキ 56
- 豚みそ丼 55
- 麻婆なす丼 54
- マカロニのナポリタン風 56
- 焼きうどん 57
- ロールサンド 55
- わかめごはん 53

7 おやつ

- かぼちゃきんつば 63
- かぼちゃとゆで小豆の蒸しもち 59
- かぼちゃのお焼き 63
- カルシウム強化れんこんもち 60
- ごはんのお焼き 61
- 米粉の小倉蒸しパン 58
- さつまいもとこしあんの
  マーブル巻き 63
- しょうがアイス 60
- 豆腐ムース 61
- 豆腐団子 59
- パンアイス 61
- はんぺんとじゃがいもの
  パンケーキ 60
- マロンムース 62
- みかんのマシュマロムース 62
- りんごとさつまいもの重ね煮 62

おいしく食べておだいじに！　歯科治療中のやさしいごはん

2013年10月10日　第1版第1刷発行

著　　者　柏井伸子／小城明子

発 行 人　佐々木　一高

発 行 所　クインテッセンス出版株式会社
　　　　　東京都文京区本郷3丁目2番6号　〒113-0033
　　　　　クイントハウスビル　電話(03)5842-2270(代表)
　　　　　　　　　　　　　　　(03)5842-2272(営業部)
　　　　　　　　　　　　　　　(03)5842-2279(書籍編集部)
　　　　　web page address　http://www.quint-j.co.jp/

印刷・製本　サン美術印刷株式会社

©2013　クインテッセンス出版株式会社　　　　　禁無断転載・複写
Printed in Japan　　　　　　　　　　　落丁本・乱丁本はお取り替えします
　　　　　　　　　　　　　　　　　　　ISBN978-4-7812-0336-2　C3047
定価はカバーに表示してあります